PETITE BIBLIOTHÈQUE MÉDICALE

LES PRÉJUGÉS

EN MÉDECINE ET EN HYGIÈNE

DU MÊME AUTEUR

LES PASSIONS, 1892, 1 vol. in-16 (*Petite Bibliothèque médicale*).

HYGIÈNE DE LA VIEILLESSE, 1893, 1 vol. in-16 (*Petite Bibliothèque médicale*).

HYGIÈNE USUELLE.

ESSAI SUR LES HALLUCINATIONS.

RABELAIS MÉDECIN.

LES PRÉJUGÉS

EN MÉDECINE ET EN HYGIÈNE

PAR

Le Dr **Félix BREMOND**

CHEVALIER DE LA LÉGION D'HONNEUR
OFFICIER DE L'INSTRUCTION PUBLIQUE
MEMBRE DE LA SOCIÉTÉ DES GENS DE LETTRES, ETC.

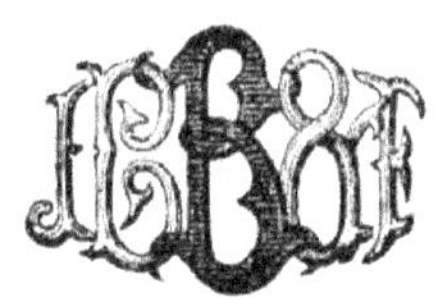

PARIS
LIBRAIRIE J.-B. BAILLIÈRE ET FILS
Rue Hautefeuille, 19, près du boulevard Saint-Germain

1892

AU LECTEUR

« Un fol enseigne bien un sage. »
RABELAIS, *Pantagruel.*

Les psychologues contemporains s'en vont criant partout que notre fin de siècle est une époque essentiellement positive, ne sortant plus de la formule brutale « 5 et 4 font 9. »

Les psychologues contemporains se trompent.

Il y a encore, surtout en médecine, des gens qui croient à une infinité de choses dont la vérité ne fut jamais démontrée, et le nombre de ces croyants bénévoles déjouerait les calculs des statisticiens les plus experts dans le maniement des chiffres symboliques.

Halte-là, dira-t-on ; ce n'est plus qu'au village que règne la crédulité naïve d'antan ; seules les bonnes femmes sont encore persuadées que l'enfant né coiffé jouira d'une bonne santé, que la croûte et les poux de la tête lui conservent le teint frais et qu'un maillot bien serré lui fortifie les reins ; que le flux menstruel fait tourner le vin nouveau ; que les bons coureurs sont dératés ; que la tisane de carotte guérit la jaunisse ; que les pigeons vivants, coupés en deux et appliqués palpitants, sur la tête constituent un remède infaillible contre les mauvaises fièvres ; que les pattes de taupe préviennent les convulsions ; que les colliers de corail facilitent la dentition ; qu'une bonne tape dans le dos fait cesser la colique ; qu'une friture de rat empêche les mioches de pisser au lit ; que saint Main guérit la gale, saint Lambert la teigne et saint Guignolet la stérilité ; qu'on chasse les oreillons en buvant dans l'abreuvoir d'un âne ; que les vents voyagent dans tout le corps, entre cuir et chair, des talons à la nuque ; que les hernies rentrent en prenant une bouillie de maïs mélangée de cendres de limaçons ; que les nerfs s'entrecroisent et que les renoueurs les remettent en place ; que les noyés doivent être suspendus par les pieds ; que le sang de taureau est un poison ; que le sang de bouc dissout le diamant ; que le regard du basilic donne la mort, — ou que Jonas a pu vivre troi jours dans le ventre d'une baleine !

Admettons, si vous voulez, — la *Gazette des tri-*

bunaux dût-elle nous donner tort — que la campagne a le monopole de ces vieilles croyances absurdes, minutieusement étudiées, depuis trois cents ans, par Laurent Joubert, Gaspard Bachot, d'Iharce, Tissot, Salgues, Richerand, etc., mais avouons que la ville paie, elle aussi, son tribut au préjugé.

Dans les hameaux reculés, ces manifestations de la crédulité superstitieuse peuvent s'appeler des échantillons de la bêtise humaine ; dans le périmètre de la tour Eiffel, cette façon de parler paraîtrait irrévérencieuse. Il faut tenir un autre langage aux Parisiens ; c'est pourquoi je viens leur dire respectueusement :

Malgré les torrents de lumière qui vous inondent, il est quelques points du champ médical dans lesquels vous ne voyez pas bien clair, parce que vous les regardez derrière le verre des illusions. Permettez à l'auteur d'ôter vos lunettes, de vous montrer les objets à l'œil nu et de vous prouver, en quelques causeries familières, que le peuple le plus spirituel de la terre est, même à la veille de l'an deux mil, toujours un peu esclave des préjugés.

Ce recueil, écrit pour les gens du monde, j'allais dire « pour les oisifs », — je le mets sous la protection des médecins qui travaillent. Sa forme enjouée ne déplaira pas à mes confrères, s'ils veulent bien reconnaître avec Eloy que les professions les plus sérieuses ont leurs amusements ; quant au fond de mon petit livre, il pourra ne pas paraître indigne de notre époque positive, car il est inspiré par cette maxime du premier ouvrier du positivisme scientifique, François Bacon :

« Quand il se rencontre sur votre chemin une erreur populaire, ne manquez pas de la détruire en passant, comme un voyageur coupe une ronce. »

Lecteur, j'ai essayé de couper quelques ronces avec vous, tout en devisant des menues herbes qui poussent dans leur voisinage : je serais très fier de cette besogne d'élagueur vagabond, si vous ne vous ennuyiez pas trop en ma compagnie.

Paris, le 15 Décembre 1891.

Dr Félix Bremond.

LES PRÉJUGÉS
EN MÉDECINE ET EN HYGIÈNE

LE RHUME DE CERVEAU

> « Le charlatan Domergue prétendait tirer toutes les maladies de la tête en passant dans les narines les barbes d'une plume pour provoquer l'éternuement. »
>
> V. FOURNEL, *Empiriques et Charlatans.*

Aristote écrivait, il y a plus de deux mille ans :

« On doit saluer quelqu'un qui éternue, pour lui marquer qu'on honore son cerveau, le siège du bon sens et de l'esprit. »

Cette règle de civilité puérile et honnête, ainsi posée par le prince des philosophes, n'a plus force de loi aujourd'hui, mais elle consacre un préjugé médical des plus enracinés : lorsque les fosses nasales sont en vibration, on a un *rhume de cerveau.* Madame de Sévigné se servait de cette expression, les Parisiennes n'en emploient pas d'autre. En parlant ainsi, Madame de Sévigné donnait un croc-en-jambe à la physiologie et ses sœurs font de même.

La maladie communément appelée *rhume de cerveau* est une fille de la saison humide, produite par l'inflammation de la muqueuse du nez et caractérisée par une sorte de chatouillement désagréable de la membrane qui tapisse l'intérieur des narines, entraînant un besoin continuel de se moucher et d'éternuer.

Bien qu'il mérite de figurer en première ligne parmi les causes du « rhume de cerveau », le froid humide n'est pas seul à produire cette maladie. Les forts priseurs se la donnent, en abusant de l'herbe à Nicot; les enfants mal élevés se la procurent, en se fourrant les doigts dans le nez; les boxeurs la font venir à coups de poing; les teinturiers la voient arriver, après l'emploi de certaines substances dégageant des vapeurs irritantes; les ouvriers à tablier de cuir et à grandes bottes, qu'on appelait autrefois du nom de *maîtres fifis*, la gagnent en faisant la besogne nocturne que vous savez, et les gens atteints du mal dont mourut François Ier en sont incommodés après l'absorption de fortes doses d'iodure de potassium.

L'éternuement ne manque jamais d'annoncer la venue du « rhume de cerveau ». Malheureusement, il n'arrive pas seul. Il est toujours accompagné d'autres symptômes : il se produit d'abord une sécheresse du nez, qui rend la respiration difficile ; la voix prend des intonations bizarres, l'articulation de certains mots est difficile. Bientôt, le goût et l'odorat s'émoussent, puis le mal de tête arrive. L'intérieur du nez rougit et se met à distiller une sorte d'humeur épaisse, âcre, qui peut, par son contact, excorier la lèvre supérieure. Plus tard, le liquide exhalé s'épaissit; la gène respiratoire devient manifeste ; le malade est obligé de dormir la bouche ouverte. Enfin, si l'inflammation des fosses nasales s'étend aux cavités voisines, *sinus frontaux, sinus maxillaires*, elle amène la fièvre avec ses satellites obligés, l'inappétence et l'insomnie !

En somme, le « rhume de cerveau, » qui faisait peur à Newton, et que le Dr Hare, de Londres, a appelé « une peine purgatorienne, » constitue sinon une maladie grave, du moins une affection très ridicule et fort ennuyeuse.

Heureusement, sa marche est généralement rapide, car tous les phénomènes que nous venons d'énumérer disparaissent, le plus souvent, au bout de huit ou quinze jours. Ils se prolongent quelquefois pendant plusieurs semaines, mais il est facile d'activer leur volution, ou de les arrêter dans leur marche, par les moyens simples que nous allons faire connaître.

Quand l'éternuement initial vous aura montré que vous êtes pris, garantissez-vous du froid. Evitez le vent et la poussière. Couvrez votre nez d'un mouchoir fin, de fil ou de soie. Prenez deux ou trois bains de pieds très chauds. Dirigez, dans vos fosses nasales, par le moyen d'un entonnoir renversé sur un bol, des vapeurs émollientes de mauve et de sureau. Diminuez la quantité de vos aliments. Avalez en vous couchant, une infusion chaude de bourrache; dormez la tête reevée par un oreiller épais et un peu dur.

Faites tout cela, et vous serez, en moins d'une semaine, guéris de ce que l'on nomme, mal à propos, le « rhume de cerveau. »

Ce nom, donné à l'inflammation de la muqueuse du nez, semble faire croire, en effet, que l'encéphale est pour quelque chose dans cette maladie. Or, il n'en est rien. Si, du temps d'Hippocrate, les médecins croyaient que les liquides exhalés par le nez avaient le cerveau pour réservoir ; si Aristote disait ce que j'ai indiqué au début de ce chapitre ; si Ambroise Paré écrivait encore, dans son *Introduction à la chirurgie*, que « le cerveau se purge par les narines, » les anatomistes modernes ont pu se convaincre, *de visu*, que les deux cavités anfractueuses servant à l'olfaction n'ont rien à recevoir de la masse encéphalique.

Ils ont donc eu raison, quoi qu'en ait pu dire Alphonse Karr, les médecins qui, à la place du nom « rhume de cerveau » indiquant un écoulement cérébral fictif, ont mis le mot grec *coryza ;* répondant au latin *catarrhus ad nares*, qui désigne la maladie, sans rien préjuger de sa nature.

∴

Puisque nous avons rappelé la croyance des anciens relativement au coryza, faisons-en autant pour le symptôme éternuement, qui rendit malheureux Brantôme et le duc de Saint-Simon, lesquels eurent constamment à lutter avec leur nez.

Nous l'avons dit en citant la maxime d'Aristote : l'éternuement était considéré autrefois comme un fait d'une certaine importance. Ce phénomène vital, qui n'a rien d'extraordinaire, faisait éclore des histoires et des commentaires terribles.

Les vieux Latins disaient à un enfant qui venait d'éternuer : « Jupiter te conserve ! »

Pline nous apprend que le sombre Tibère exigeait, même en voiture, le salut de tous les passants quand il avait éternué. Du temps de Grégoire le Grand, le salut fut remplacé par le sacramentel « Dieu vous bénisse. »

Les Piémontais et les Provençaux disent encore : « Saint Jean te fasse croître ! »

Les Talmudistes expliquent ainsi l'origine des souhaits accompagnant l'éternuement. Autrefois, disent-ils, les hommes n'étaient jamais malades : quand ils étaient arrivés au terme de leur carrière terrestre, ils éternuaient et la vie s'en allait avec cet éternuement.

Le patriarche Jacob s'étant humilié devant le Seigneur, éternua et ne mourut point.

La faveur divine ayant été continuée à ses descendants, il fut ordonné que, à l'avenir, les éternuements seraient accompagnés d'actions de grâces et de vœux pour la conservation de la vie !

A cette explication des Talmudistes nous en préférons une qui est plus humaine. Les salamalechs, obligatoires ou de pure courtoisie, qui suivent l'éternuement, trouvent leur origine dans la croyance erronée que voici :

Chez les anciens et pendant le moyen-âge, on professait que l'air, entré au poumon, avait la propriété de développer deux esprits subtils, allant au cerveau former les *esprits vitaux* et les *esprits animaux ;* ces fluides, bases de la vie, étaient ensuite envoyés dans toutes les parties du corps, pour les animer et les douer de sensibilité. S'il arrivait, enseignait-on, que, pour une cause quelconque, ils fussent accumulés dans la boîte crânienne en trop grande abondance ou à une trop forte pression, ils s'en échappaient avec force par le nez.

On comprend sans peine que cette théorie, assimilant le cerveau à une chaudière intellectuelle dont le nez serait la soupape de sûreté, ait pu faire naître le respect mêlé de terreur qui se produisait en présence de l'éternuement.

Ce phénomène, bien connu aujourd'hui, est expliqué d'une façon beaucoup moins poétique. Il consiste, tout simplement, en un mouvement convulsif des muscles expirateurs, par lequel l'air, subitement chassé du poumon, va heurter les parois des fosses nasales et les fait vibrer, en produisant ce bruit, peu harmonique, mais commun en hiver :

Athschi !

LES ENVIES

« Il est plus facile de planter un paradoxe que de déraciner un préjugé. »

A. Delvau.

Je viens de lire, dans un grand journal qu'il est inutile de nommer, un « fait divers » conçu à peu près en ces termes :

« Hier, vers quatre heures du soir, une méprise, qui pouvait avoir les suites les plus funestes, a mis en émoi les habitants de la rue... Un honorable commerçant de ce quartier poursuivait une femme élégamment vêtue, en l'appelant *voleuse*. « Arrêtez-la, criait-il aux passants, elle a encore à la main les citrons qu'elle vient de dérober à mon étalage. » La foule prenait le parti du marchand dévalisé, la femme allait être livrée à la police, lorsque, par bonheur, un vieillard cravaté de blanc vint à passer; c'était son médecin. Le docteur s'avança, offrit son bras à la pauvre accusée et la ramena chez elle, en disant au fruitier confus : « Madame est enceinte, elle a eu une envie. »

N'en déplaise au reporter diligent qui est l'auteur de cette histoire, je ne crois pas qu'il se trouve, en l'an 1891, beaucoup de médecins parisiens capables de déclarer, publiquement ou en particulier, leurs craintes à l'égard des désirs de femme grosse non satisfaits. Mais, comme il est encore un grand nombre de gens du monde, persuadés que les enfants portent les marques des objets ayant tenté leurs mères en vain, je profite de l'occasion éclose au vol d'un canard original, et je prends *les envies* pour sujet de cet entretien familier.

⁂

On appelle « envies » dans le langage usuel et *nævi materni*, ou plus simplement *nævi*, dans la langue scientifique, des taches cutanées que les enfants apportent en naissant et qui persistent généralement pendant toute la vie. On les rencontre, un peu au hasard, sur toutes les parties du corps, mais leur siège de prédilection est aux lèvres, aux ailes du nez, sur les paupières, les joues, le pavillon de l'oreille, le cou, la poitrine et l'avant-bras.

Ces traces peuvent être très étendues ou bien être lenticulaires et circonscrites. Leur couleur varie depuis la teinte café au lait jusqu'à celle de bistre, de lie de vin, de rouge, de brun foncé ou de noir. Le plus souvent lisses et unies, elles sont quelquefois recouvertes d'un duvet soyeux ou de poils plus ou moins rudes, assez semblables à ceux de la barbe. Quand elles sont petites, de nuance agréable et bien placées, on les appelle volontiers « grains de beautés ; » lorsque, par leur disposition, leur couleur et leur siège, elles ne peuvent plus être comparées aux mouches « assassines, » faites de taffetas ou d'encre de Chine.

que les élégantes emploient pour faire ressortir la blancheur de leur teint, elles prennent place dans la classe des images malencontreuses, imprimées sur le corps des enfants, par les envies non contentées des mères.

* * *

En vain les médecins les plus écoutés ont déclaré qu'il ne pouvait exister aucune relation entre un désir fugitif de femme et la couleur de son enfant, la croyance à l'influence de l'imagination de la mère, sur les marques cutanées de l'être renfermé dans son sein, persiste dans bon nombre de familles, et il faudra peut-être de longues années encore avant que cette opinion ait cessé d'inquiéter le sexe auquel nous devons Mme de Sévigné.

Interrogez les femmes qui sont à la veille de donner un nouveau citoyen à la République, adressez-vous à la portière ou à la duchesse, questionnez la compagne de votre frotteur ou l'épouse de votre banquier, demandez l'opinion de la rurale illettrée ou de la mondaine élevée dans le pensionnat à la mode, les renseignements que vous aurez recueillis vous feront voir que la théorie des envies a pour elle la majorité des femmes, et vous admirerez la sagacité profonde des esprits féminins en quête d'une explication surnaturelle.

L'enfant de celle-ci est marqué au bras d'une petite tache rose, c'est une framboise ou une cerise ; le bébé de celle-là porte au cou un signe un peu plus gros, c'est une prune, une pomme ou une pêche ; la tache est-elle purpurine et irrégulière, c'est une grenade ; sa couleur paraît-elle plus claire, c'est du café au lait ; vient-elle à donner sur le noir, c'est, selon la forme, du chocolat répandu, un bâton de réglisse, une tranche de foie, des marrons grillés.

Parfois le dessin ne ressemble à rien qui soit de nature à exciter l'envie, vous croyez peut-être que, dans ce cas, les donneuses d'explications restent court d'argument? Détrompez-vous. Cette tache grisâtre informe c'est un rat : ces lignes noirâtres irrégulières représentent une araignée ou du charbon ; ces marbrures rouges confuses sont bel et bien un morceau de pantalon de fantassin.

Que peut-il y avoir de commun, allez-vous dire, entre un lambeau de drap garance, un fragment de bois brûlé, un insecte dégoûtant ou un rongeur malpropre et une envie de femme? On vous répond : vous connaissez mal la physiologie de la parturition. Pendant la grossesse, l'appétit se déprave souvent ; les choses mauvaises et nuisibles sont désirées avec ardeur ; ces désirs, maladifs (la médecine les reconnaît, elles les appelle *pica*) s'exercent sur les platras, le cuir, les chiffons, la craie, les petits animaux et autres objets que la raison empêche d'absorber ; — et voilà pourquoi les pauvres femmes sont exposées à marquer leurs enfants de figures de toutes sortes!

Non, mesdames, vos envies, satisfaites ou non, ne peuvent rien sur la peau de vos bébés. Là où vous voyez des cerises, des fraises, des taches de vin, des pattes d'écrevisse, des giroflées, du chocolat ou des tranches de melon, les physiologistes ne constatent qu'une légère déviation dans l'accomplissement des lois de la nature, à l'époque de la formation du corps. Malebranche — qui fut un mathématicien parfait mais un naturaliste détestable — a pu vous recommander, quand votre état est intéressant, de vous gratter ailleurs qu'au visage, pour que l'objet désiré par vous ne se reproduise pas sur la face de votre enfant ; nous vous permettrons, en tout temps, de porter la main où bon vous semblera.

Bien que l'aveu soit triste à faire, nous vous avouons cependant que les pères nobles de la médecine croyaient à la théorie mondaine des *nævi* produits par l'imagination. Hippocrate lui-même a écrit gravement ceci :

« S'il arrive qu'une femme grosse souhaite ardemment manger du chevreau ou du bœuf, satisfaites son désir; sans cela, il serait à craindre qu'elle mît au monde un enfant ressemblant à Jupiter Ammon » (1).

1. Il est encore des médecins qui pensent comme Hippocrate et Galien. Un des plus entêtés — et des plus spirituels — est mon excellent confrère le docteur Barbier, d'Alger, qui aime à narrer les trois histoires d'envies (!) suivantes :

I. — On lit, dans l'histoire sainte, que Jacob, neveu et, plus tard, gendre de Laban, le grand éleveur de troupeaux, convint avec son beau-père qu'il aurait pour sa part tous les agneaux qui naîtraient bariolés. Laban y consentit d'autant mieux que le fait était plus rare. Que fit Jacob? Il planta sur les bords de la rivière, là où les brebis allaient boire et où se faisaient les saillies, des bâtons de sureau écorchés en spirale, et voici que la majorité des agneaux naissant avec des robes de diverses couleurs, Jacob fit une grande fortune.

II. — Une jeune femme de ma famille qui n'aimait pas le

Longtemps cette croyance fut tellement enracinée, principalement dans le midi, qu'elle obtenait la consécration légale. Lisez, par exemple *Les traditions de la Provence*, de mon éminent confrère le Dr Berenger-Féraud, vous y verrez reproduit cet article curieux des statuts municipaux de 1415 pour la ville de Toulon :

« Toute femme enceinte peut, à cause de son état cueillir du fruit, plein ses mains, dans la propriété d'autrui ou le manger là même ; mais si elle en emporte plus que ses mains pleines elle doit cinq sous, s'il n'y a pas plus grand dégât. »

En Espagne, pays classique de la galanterie, on était encore plus aimable : s'il faut en croire Paul de Saint-Victor, auteur de *Hommes et Dieux*, lorsqu'une femme

vin et qui, en mangeant, n'avait jamais bu que de la bière, éprouva dans sa première grossesse une envie irrésistible de vin. Elle n'en fut pas privée, mais le mal était fait Son premier enfant est venu au monde, le côté gauche de la poitrine et tout le bras du même côté teints d'une couleur uniforme de lie de vin. Qui pourrait nier dans ce cas le fait d'une envie ?

III. — Une jeune femme de Tarare (Rhône), étant enceinte, se donne, du plat de la main, une vigoureuse tape sur le grand fessier du côté droit, en s'écriant : que je mangerais donc des huîtres! Le moment venu, elle mit au monde un garçon qui portait, sur sa fesse droite, une huître plus admirablement peinte qu'elle ne l'eût été par Delacroix. Ce jeune homme d'aujourd'hui montre son... huître, avec une complaisance dont abuse la curiosité, poussée parfois jusqu'à l'indiscrétion.

enceinte, fût-ce une paysanne, désirait voir le Roi, il se mettait au balcon pour la satisfaire.

Malgré l'autorité immense de celui qu'on a appelé le père de la médecine, pour nous et pour la généralité des médecins modernes, les *nævi* résultent tout simplement d'un excès local de la matière colorante de la peau, ou du développement d'artérioles et surtout de veinules capillaires, plus nombreuses ou disposées autrement que dans l'état normal.

Si vous nous dites que vous avez vu des envies de vin hausser en couleur pendant la vendange, ou des envies de fruits devenir plus vermeilles à l'époque de la maturité, nous vous ferons savoir que ce phénomène surprenant ne se produit pas seulement lorsque la nature entière est en travail de vitalité nouvelle. Examinez bien les *nævi*, vous les trouverez plus apparents chaque fois que la circulation du sang se fera plus activement qu'à l'ordinaire, à la suite d'un exercice violent, bien mieux encore qu'au moment de la fructification.

Vous faut-il encore une preuve de l'absurdité de la croyance aux envies ? apprenez que des anomalies semblables se présentent chez les animaux. Pourquoi, dit à ce propos le docteur Grandclément, une brebis produit-elle un agneau à huit membres, dont quelques-uns n'ont pas des pattes d'agneau ? Quel monstre analogue a pu frapper son regard ? Quelle vision monstrueuse a pu troubler la vue de cette jument dont le poulain a les pieds bifides ? Et cette poule qui a pondu un œuf d'où est sorti un poulet à trois jambes, qui a vécu assez longtemps, pour permettre de préparer son squelette, quelle vision lui a troublé l'imagination ?

Est-il utile de pousser plus loin la démonstration ? Consultez votre jardinier sur les taches végétales qu'il appelle du nom de « panachures. » Tout cela serait-il insuffisant ? Demandez aux minéralogistes, ou même aux cantonniers, à quelles envies il faut attribuer les dessins que l'on trouve sur les fragments d'un caillou que le marteau vient de casser.

*
* *

Bien que cela sorte de mes habitudes, je risque une excursion dans le domaine de la thérapeutique et je pose cette question : faut-il essayer de faire disparaître les *nævi* ?

Un médecin, ne s'occupant que des choses de son art, véritablement utiles, répondrait toujours : non. Un docteur ne dédaignant pas de descendre aux choses simplement agréables, peut parfois dire : oui.

Le *nævus* n'est jamais dangereux; quels que soient son étendue et son siège, il ne compromet pas la santé; parfois il disparaît de lui-même, mais souvent il rend l'existence fort désagréable, à cause de l'aspect déplaisant qu'il donne à la physionomie : Dans le cas où il défigure une personne, il est permis d'en tenter la cure.

Les propositions démontrées, évidentes et constantes, que les mathématiciens appellent des axiomes, sont rares en médecine. C'est pourquoi, quand ils viennent de dire comme on doit traiter une maladie, les médecins ont toujours le droit d'ajouter : il n'y a pas de règles sans exception. Le droit du médecin devient un devoir lorsqu'il a à parler du traitement des envies.

C'est pour n'avoir pas suffisamment compris cette nécessité que plusieurs auteurs, très recommandables du reste, ont singulièrement obscurci l'histoire des méthodes à employer pour la cure des *nævi :* ils ont présenté, comme susceptibles d'être mis en œuvre toujours, des moyens applicables seulement à certains cas, et la confusion qui s'en est suivie a nui aux meilleurs procédés.

Nous éviterons cet écueil, et, dans ce but, nous n'indiquerons le remède qu'après avoir bien fait connaissance avec le mal.

∴

Les *nævi*, avons-nous dit, ont cent aspects divers : forme, couleur, étendue, siège, etc., tout cela varie en eux, selon le sujet qui en est porteur ; cependant, malgré la diversité considérable des espèces, il est permis de les ramener toutes à quatre types principaux, dont chacun répond à un traitement différent.

1er Type. — *Nævi unis, non vasculaires.* — Ils sont constitués par des taches, généralement foncées, ne faisant point saillie sur la peau, ne donnant pas lieu à un écoulement de sang très abondant quand on les pique.

2e Type. — *Nævi unis, vasculaires.* — Ils diffèrent des précédents en ceci : quand on les pique ou quand on les écorche, on s'expose à un écoulement de sang très abondant et difficile à étancher. Le liquide de cette hémorrhagie provient de vaisseaux capillaires nombreux (artérioles et veinules), situés au-dessous de la tache cutanée. La pression du doigt sur ces envies les fait pâlir instantanément ; les exercices violents rendent leur couleur plus foncée.

D'après M. Castex, médecin de l'Hôtel-Dieu, la présence de ces *nævi* doit être surveillée, parce qu'ils sont quelquefois le point de départ de tumeurs mélaniques.

3e Type. — *Nævi saillants, non vasculaires.* — Ils ont quelque analogie de structure avec les verrues ; on les appelle aussi *nævi hypertrophiques*, à cause de leur proéminence sur la peau. Ces envies sont souvent couvertes de poils et plus rarement nues ; elles sont formées par une sorte de soulèvement du derme, sans production de vaisseaux sanguins supplémentaires. Elles ne saignent presque pas quand on les pique, il n'est pas rare de les voir grossir rapidement. Nous avons opéré une jeune fille qui avait un *nævus* de ce genre, épais de plus de trois centimètres.

4e Type. — *Nævi saillants, vasculaires.* — Ils sont élevés au-dessus de la peau, comme les précédents, mais ils ne sont jamais couverts de poils. Leur surface est quelquefois lisse, plus souvent rugueuse ou chagrinée ; son aspect a quelque analogie avec celui d'une fraise, d'une framboise ou d'une mûre. Ces envies saignent très facilement, leurs blessures donnent lieu à des hémorrhagies pouvant devenir mortelles : le Dr de France a cité plusieurs exemples de pauvres enfants emportés par cet accident. La possibilité de cette terminaison fâcheuse n'étonne pas quand on sait que les *nævi* saillants vasculaires sont formés par un amas de vaisseaux capillaires enlacés, véritable peloton de tuyaux sanguins en communication constante avec le cœur.

Une variété du quatrième type constitue la *tumeur*

érectile de Dupuytren, ainsi définie par Vidal de Cassis : « On est convenu d'appeler tumeurs érectiles celles qui sont formées par la dilatation des vaisseaux capillaires sanguins, avec érosion de leurs parois et issue de sang dans les mailles du tissu cellulaire ambiant, ce qui représente assez bien la structure du tissu érectif normal (1). »

Les *nævi* saillants vasculaires, érectiles ou non, ont une marche très irrégulière, les uns augmentent de volume et s'étendent, en un temps variant de quelques jours à plusieurs années, les autres s'affaissent plus ou moins vite et peuvent finir par disparaître spontanément. Voici un spécimen de ces bizarreries, pris dans la clientèle du docteur Moreau : un petit garçon naît avec un *nævus* saillant vasculaire sur la joue, l'envie n'est pas plus grande que la piqûre d'une puce : à quatre ans, le volume est celui d'une grosse cerise : à sept ans, la tumeur pâlit ; à partir de huit ans, elle s'affaisse insensiblement : à douze ans, elle a complètement disparu.

Maintenant que l'ennemi nous est connu, faisons l'inventaire des armes destinées à le combattre.

1. *Cure des nævis unis, non vasculaires.* — On a proposé les moyens suivants :

Le tatouage, imaginé par Pauli et Cordier, procédé très infidèle ;

La vaccination, vantée par Pigeaux, Nélaton, Brochard, etc., souvent suivie de bons résultats ;

1. Cette définition comprend aussi bien les tumeurs sanguines apportées par l'enfant en venant au monde (envies) que celles qui se développent parfois à n'importe quel moment de la vie.

Les applications de vésicatoires, les onctions irritantes d'huile de croton et les frictions avec la pommade stibiée, qui agissent toutes de la même façon en produisant des cicatrices d'une couleur pâle, moins désagréables à l'œil que celle des envies.

L'éthylate de soude, recommandé par Richardson. On applique ce médicament à l'aide d'une baguette de verre ; on peut le faire chez les jeunes enfants, endormis, sans même les réveiller. Il se forme une croûte qui sèche et s'exfolie en cinq ou six jours.

2. *Cure des nævis unis, vasculaires.* — On a proposé les moyens suivants :

La compression prolongée, vantée sans grand succès par Obernethy, reprise par Boyer qui l'employa sur sa propre fille, par Moreau et Saint-Germain.

Les applications de teinture d'iode (Bulteel), de perchlorure de fer (Buisson), de collodion (Brainard et Thomas), de sublimé (Florani).

3. *Cure des nævis saillants non vasculaires.* — On a proposé les moyens suivants :

Les scarifications, précédées de pulvérisation d'éther sulfurique ;

L'incision aux ciseaux (Billroth) ;

L'extirpation au bistouri ;

La ligature simple avec un fil, ou la ligature multiple sous les épingles (Rigal, Gensoul, Pineyro, etc.) ;

L'emploi des caustiques, nitrate d'argent, acide nitrique, potasse, pâte arsenicale, caustique de Vienne. A propos de cette dernière substance, Bérard écrivait en 1841 (1) : « De tous les moyens que l'art possède pour

1. Bérard, *Gazette médicale*, 1841.

opérer la destruction de ces tumeurs, le meilleur, le plus sûr, le moins dangereux, le plus facile à mettre en usage est sans contredit, la cautérisation avec le caustique de Vienne. Je l'ai employé pour la première fois, avec Trousseau en 1838, et depuis cette époque, dans plus de trente cas, j'en ai constamment retiré les effets les plus avantageux. » L'affirmation de Bérard n'a pas encore été démentie.

4. *Cure des nævis saillants, vasculaires.* — On a proposé les moyens suivants :

Les injections coagulantes ;

La cautérisation au fer rouge, au thermo-cautère ou au galvano-cautère ;

La ponction coagulante, imaginée par Lallemand, qui traversait la tumeur avec des épingles, pour amener l'oblitération des vaisseaux, et, par suite, la disparition du *nœvus* ou sa transformation en tissu fibreux ;

La galvano-puncture, chère à Broca, dont l'électrolyse est une modification ingénieuse ;

La ligature de l'artère dont proviennent les vaisseaux formant tumeur ;

L'extirpation du nœvus au moyen d'instruments divers (tels que l'écraseur de Chassaignac, etc.).

∴

Ici finit, Mesdames, mon aride énumération technique. Elle me sera pardonnée, je l'espère, malgré sa longueur. Et cependant elle est incomplète. Elle ne mentionne pas, en effet, le traitement extraordinaire que Gouvion indique ainsi, dans la traduction de la *nosologie* de Sauvages : « Les envies dit-il, représentent des poissons, des figues, des mûres, de la chair de sanglier..., les Allemands prétendent qu'on les fait disparaître en appliquant dessus la main d'un cadavre humain, au moment que la personne ne s'y attend point. »

Comme pendant de cette méthode curative singulière voici, en guise de mot de la fin, l'indication d'un procédé de préservation non moins bizarre, emprunté à l'abbé Dinouart. Cet auteur qui avait un pied dans l'alcôve, l'autre dans la sacristie, s'exprime en ces termes : « Si une femme ne pouvait, soit à cause de sa pauvreté, ou par autre raison, se procurer dans le moment ce qu'elle désire, il faut lui fricasser du fromage, assaisonné d'ail et de vinaigre et lui faire manger; on l'engage à indiquer un autre mets dont elle ait coutume d'user pour s'aiguiser l'appétit. En satisfaisant la nature par quelqu'un de ces moyens, on la trompe quelquefois et on lui fait prendre le change, sur le désir qu'elle avait d'une nourriture qu'on ne pouvait lui procurer. »

LE BEC-DE-LIÈVRE

« Toute femme grosse qui a une lubie ne manque pas de dire : mon enfant sera marqué ».

Dr E. Brissaud.

Hist. des expressions populaires.

La Nature, qui met neuf mois à élaborer un être humain, divise sa besogne en périodes bien déterminées pour chaque organe. C'est ainsi que la bouche est faite en plusieurs temps, que la science de l'embryogénie formule comme suit : la bouche ne forme d'abord qu'une cavité commune avec les fosses nasales ; un peu plus tard, la voûte palatine les sépare ; quant à la lèvre supérieure, elle se développe par trois points, dont un bourgeon médian correspondant au nez et deux bourgeons latéraux.

Pendant une période de la vie intra-utérine, il existe donc, de chaque côté de la lèvre, une fente latérale. Lorsque, par suite d'un arrêt de développement dont la cause nous est inconnue, une de ces fissures n'est pas comblée, l'enfant vient au monde avec l'infirmité appelée bec-de-lièvre.

∴

Ce nom bizarre de *bec-de-lièvre* se trouvant, pour la première fois, dans les œuvres d'Ambroise Paré, quelques médecins inclinent à penser que la difformité qu'il désigne n'était pas connue avant les travaux du père de la chirurgie française. Je suis de ceux qui pensent qu'on a vu de tout temps des lèvres fendues au moment de la naissance, mais je laisse de côté ce point d'histoire — que je reprendrai plus tard — et je définis le bec-de-lièvre : un vice de conformation consistant en une division, simple ou double, de la lèvre supérieure (1). La division est généralement unilatérale et se montre, le plus souvent, au-dessous de la narine gauche, au niveau de l'intervalle qui sépare la dent canine de l'incisive externe.

Les bords de la division sont plus ou moins écartés en forme de V renversé ; ils ont une couleur rosée et un aspect semblable à celui du bord naturel des lèvres.

Pour combattre cette malheureuse difformité — que quelques gens supportent toute leur vie — une opération est indispensable. Elle réussit d'autant mieux qu'elle est pratiquée plus tôt et que la constitution de l'enfant est plus robuste.

Paul Dubois et Broca opéraient quelques jours après

1. La division congénitale de la lèvre, compliquée de division de la voûte et du voile du palais, s'appelle *gueule-de-loup*.

la naissance, Velpeau à six mois, Dupuytren à trois ans, Dionis et Boyer entre quatre et cinq ans.

L'expérience apprend, dit Bouchut (1), que les enfants nouveau-nés supportent très bien l'opération, néanmoins, l'âge de six mois est l'époque la plus favorable. Mon ami, le Dr Fort, pense aussi qu'il faut opérer dans le milieu de la première année : pas plus tôt, dit-il, parce que les tissus sont trop mous et ne résistent pas à la suture ; pas plus tard, parce que le bec-de-lièvre gène le développement physique et moral de l'enfant.

M. Ch. Monod, très partisan de l'opération hâtive, professe que la réunion se fait à tout âge ; on pourrait même soutenir, dit-il, qu'elle s'obtient d'autant mieux que l'enfant est plus jeune, parce que les muscles de la face et des lèvres, moins puissants, luttent moins énergiquement pour séparer les parties que l'on amène par force au contact.

Sans entrer dans les détails minutieux de l'opération nécessaire à la cure du bec-de-lièvre, nous pouvons dire qu'elle consiste à aviver, au moyen du bistouri ou des ciseaux, les bords de la division labiale et à les maintenir rapprochés jusqu'à ce que leur accolement permanent se soit produit.

On diminue les dangers d'hémorrhagie de l'avivement par l'emploi du thermo-cautère de Paquelin. On maintient les bords de la plaie rapprochés par diverses dispositions d'aiguilles ou d'épingles à suture.

1. Bouchut. *Traité des maladies des nouveau-nés*, 8e édition, Paris, 1885.

Le Dr Furnari (1) dit que les médecins arabes ou *thébib* obtiennent le rapprochement des lambeaux charnus en les faisant pincer par une sorte de scarabée. Voici le passage curieux qui relate cette pratique originale :

« Le bec-de-lièvre est désigné par les Arabes sous le « nom de *chareb-el-dzemel* (bec-de-chameau). Comme « les médecins européens, les thebib opèrent cette dif- « formité. Ils ravivent avec le bistouri les deux bords « de la solution de continuité et ils substituent à la « suture un insecte carnassier connu sous le nom de « *scarite pyracmon*. Cet animal, pourvu de deux man- « dicules terminées par deux petits crochets, est placé « sur la plaie, de manière que les bords avivés et « affrontés préalablement se trouvent entre les deux « crochets dont l'effet, par l'effort constricteur de l'in- « secte, est de maintenir la réunion. On place ainsi « deux ou trois scarites, selon l'étendue de la solution « de continuité. Après cela, on enlève le thorax en « coupant la tête de l'insecte ; mais, afin de prévenir « l'écartement des mandicules, les thebib recouvrent « l'articulation de ces organes avec un peu de mastic « très adhérent. Cette précaution est d'ailleurs inutile, « car les têtes détachées du corps conservent une con- « traction telle, qu'il faut briser les crochets constric- « teurs pour les écarter. »

La serre-fine de Guersant, petite pince élastique, métallique, dont les mors saisissent les lèvres de la plaie, est-elle une réminiscence de la pince vivante

1. Furnari, *Voyage médical dans l'Afrique septentrionale*. Paris, 1845.

des scarifes? Cela n'est pas impossible. En tout cas, les chirurgiens n'en font pas grand usage et le professeur Trélat (1) l'a carrément appelée un mauvais instrument, déterminant presque toujours l'ulcération des tissus sur lesquels il appuie.

Après l'opération du bec-de-lièvre, le malade doit être surveillé avec beaucoup d'attention, parce qu'il suffit du moindre mouvement intempestif (toux, éternuement, rire, cri, pleurs, etc.), pour amener un insuccès. Il faut donc nourrir les opérés avec des aliments liquides, introduits dans la bouche par très petites quantités, et administrer en même temps un léger narcotique pour produire une sorte d'immobilité relative.

∴

En présence du bec-de-lièvre, les amis du merveilleux n'ont pas manqué de se demander si l'imagination de la mère ne pourrait pas être mise en cause, et des praticiens sérieux, tels que Guéniot, Lecat, Mora, Martin et Roux, ont relaté des histoires de femmes mettant au monde des enfants avec une lèvre fendue, parce qu'elles auraient été impressionnées, durant leur grossesse, par la vue d'un lièvre, d'un singe ou de tout autre animal.

Tous ces faits racontés de bonne foi, jusques et y compris celui de mon excellente collaboratrice Mme Puejac, sage-femme en chef de la maternité de Montpellier (2), ne valent pas l'observation de Nicati.

1. Trélat, *Clinique chirurgicale*. Paris, 1891.
2. Puejac. *Gazette obstétricale*.

Le professeur Bouisson l'a relatée en des termes que je me borne à reproduire, pour en faire la conclusion de cet article :

« Nicati cite le cas d'une femme qui eut constam-« ment sous les yeux, pendant quatre grossesses, un « sujet affecté d'un horrible bec-de-lièvre. Chaque fois « elle s'imagina mettre au monde un enfant, atteint de « la même difformité, et ses quatre enfants naquirent « bien conformés. Pour une impression maternelle, « aboutissant à une difformité corrélative à la cause « qui a frappé l'imagination, il en est cent où l'on ne « remarque aucun résultat. Ces faits sont oubliés, « tandis que celui qui paraît justifier l'influence de « l'imagination maternelle est non seulement recueilli, « mais répété et dénaturé. »

A ces sages réflexions je n'ajoute qu'une remarque.

La lèvre de l'enfant est complètement formée avant le troisième mois de la grossesse, à preuve ce que nous dit le Dr Witkowski :

« Le développement des lèvres se fait par cinq « bourgeons, trois pour la lèvre supérieure et deux « pour la lèvre inférieure, la soudure de ces diffé-« rentes parties doit être effectuée vers le quaran-« tième jour après le début de la vie embryonnaire, « pour la lèvre supérieure, et vers le vingtième jour « pour l'autre. »

Or, les mésaventures maternelles relatées, s'étant le plus souvent produites longtemps après le quarantième jour, j'en conclus que la théorie du bec-de-lièvre causé par l'imagination est du même sac que celle de Malebranche sur les envies de femmes grosses non satisfaites.

Les malformations ou les taches que les enfants apportent en naissant ne proviennent ni des envies, ni des répulsions de la mère. Ettmuller dit : cette femme désirait manger du poisson, elle a fait un enfant marqué d'une sardine sur la cuisse et Doty écrit : cette dame avait eu, pendant sa grossesse, une lutte avec un bélier, elle accoucha d'un enfant à tête de mouton. Toutes les impressions, les mauvaises comme les bonnes, agissent donc sur l'enfant ou s'impriment sur sa peau ?

Non, quoi qu'en puissent dire et le Dr Stedman de New-York, et le Dr Liebeault de Nancy, qui ont essayé d'appliquer aux envies les théories de la suggestion, il n'est plus permis de croire à l'influence des impressions maternelles, bonnes ou mauvaises.

— Vous persistez dans votre erreur, madame ? cela m'oblige à rééditer une boutade un peu salée, dont Richerand le pudique n'osait accepter franchement la paternité. Un auteur allemand a fait sur cette question, disait-il, un ouvrage volumineux. Il y combat l'erreur par une multitude de raisons décisives, et maniant tour à tour le sérieux et la plaisanterie, il va jusqu'à dire que si la croyance aux envies était fondée, les enfants seraient presque tous *illustrés* par... l'image d'une partie que je ne peux nommer, et qu'il prétend être l'objet de la convoitise féminine. L'auteur écrit en latin et appelle chaque chose par son nom...

Puisque vous êtes convaincues, mesdames, par ce dernier argument, permettez-moi de passer à un autre chapitre.

APPÉTIT ET VER SOLITAIRE

« La présence des vers, celle du *tænia* en particulier, a toujours été regardée comme une cause de boulimie. L'irritation continuelle déterminée sur la muqueuse par ces entozoaires donnerait l'explication de cette augmentation de l'appétit. Il s'agit d'ailleurs ici d'un de ces faits de tradition, acceptés sans contrôle bien rigoureux, et qui sont bien loin d'être constants. Nous ne l'avons pas noté, pour notre part, chez les sujets atteints de tænia que nous avons observés »

BLACHEZ.

Au récent congrès tenu à Marseille par l'association française pour l'avancement des sciences, on a longuement discuté la question du Kola. Comment agit cette précieuse substance, qui nourrit les gens presque sans manger ? Nous ne le savons pas encore exactement, un professeur parisien, M. Germain Sée, s'obstinant à dire blanc lorsqu'un professeur marseillais, M. Heckel, dit noir.

Si je vous avoue que mes sympathies vont du côté de la cannebière, vous me ferez observer que mon penchant n'est pas une démonstration, et vous m'inviterez à exposer quelque problème mieux résolu. Sans sortir du domaine de l'alimentation, voici mon sujet trouvé en la personne des gros mangeurs, dont le ventre insatiable rappelle le tonneau sans fond des Danaïdes.

∴

S'il faut en croire *le Cosmos*, le village de Viriat, près Bourg-en-Bresse, a donné un bel exemple de robuste appétit. Trois cents invités d'une noce se sont mis à table le samedi et y sont restés jusqu'au lundi soir. Ils ont englouti vingt et un veaux, quatre bœufs, sept moutons, quatre-vingt-dix volailles et six mille deux cents bouteilles de vin, ce qui fait environ dix livres de viande et dix bouteilles de vin par jour et par tête.

Les capacités gastriques de cette puissance sont du domaine de la pathologie, au chapitre de la boulimie.

En médecine, on appelle « boulimie » une névrose de l'appareil digestif, caractérisée par une gloutonnerie excessive. Comme tous les termes médicaux qui se respectent, celui-là vient du grec ; il est formé des mots *bous* qui signifie « bœuf » et *limos* qui veut dire pain. Le peuple, qui ne sait pas le grec, appelle la boulimie *faim de cheval*.

Cette maladie se rencontre à tous les âges de la vie, du berceau à la tombe. Il n'est pas de bureau de nourrice dans lequel on n'ait souvenance d'un terrible poupon se chargeant, à lui seul, de mettre à sec les glandes mammaires de quatre normandes les plus rebondies ; il n'est pas de médecin qui n'ait entendu raconter l'histoire véridique de la vieille épileptique de la Salpêtrière qui, la veille de sa mort, mangea encore vingt-quatre livres de pain.

La boulimie peut s'attaquer à tous les tempéraments, mais ses symptômes ne sont pas les mêmes dans tous les cas. En général, d'après Grisolle, si les malades veulent résister au besoin impérieux qui les tourmente, ou s'ils n'ont rien pour le satisfaire, ils éprouvent un état de malaise inexprimable, des maux de cœur, des éblouissements, des tintements d'oreilles et des syncopes ; ou bien ils sont dans un état d'agitation et de délire, qui peut être porté jusqu'à la fureur.

Quelques boulimiques sont très gras, les neuf dixièmes sont fort maigres, tous sont d'une paresse intellectuelle déplorable : leur longue et laborieuse digestion fait penser à la torpeur du boa repu.

∴

Les règles du traitement à opposer à la boulimie ne sont pas longues à formuler. Landré-Beauvais les a condensées en cet aphorisme, qui n'a rien à voir avec la pharmacie : Conseillez à vos clients de se nourrir d'aliments choisis parmi ceux dont le tissu est le plus solide et offre le plus de résistance aux organes digestifs : pain de pâte ferme, chair de porc, bœuf, viandes et légumes à texture compacte.

A cette laconique prescription, Trousseau a ajouté un élément officinal, l'opium, et Blachez un moyen philosophique, le raisonnement, qui n'est pas le moins bon des trois. En effet, effrayer le boulimique par le tableau des conséquences que peut entraîner la satisfaction incessante et trompeuse de son appétit, lui montrer qu'il est moins dangereux pour lui de résister à la faim qui le presse que de chercher sans cesse à l'assouvir; obtenir de lui qu'il cherche, par des repas légers rapprochés, à tromper l'appétit qui le tourmente ; en regard des dangers auxquels il s'expose fatalement, lui faire entrevoir une guérison prochaine et assurée, telle paraît être au savant professeur de la Faculté de Paris la voie dans laquelle le médecin doit s'engager, lorsque le malade n'est pas profondément abruti par des excès trop invétérés.

Le médecin ne ferait-il pas bien d'administrer un vermifuge? Ce serait inutile, je vais dire pourquoi.

*
* *

Les gros mangeurs passent pour devoir leur voracité à la présence du parasite intestinal appelé tœnia ou ver solitaire.

Cette croyance est-elle fondée ? — Non. En voici une démonstration remarquable.

Le 6 août 1828, le docteur Descuret de Paris, ouvrait le cadavre d'une femme de 42 ans, dont l'existence entière n'avait été qu'un long repas, dont la mâchoire s'était usée, *anatomiquement usée*, à force de manger. Ce cadavre ne contenait pas le moindre ver.

Or, s'il était vrai que l'augmentation de l'appétit dénote la présence d'un entozoaire dans l'organisme, c'est par douzaines qu'on les aurait trouvés dans l'intestin de Denise (c'était le nom de l'autopsiée), de cette pauvre femme qui, ne pouvant plus manger, une heure avant de mourir, avait forcé sa petite sœur à manger près d'elle, et s'était éteinte en prononçant ces derniers mots typiques : « Puisque Dieu ne veut plus que je mange, que j'aie au moins le plaisir de voir manger ! »

Denise était d'une taille et d'un embonpoint médiocres ; sa constitution était éminemment sanguine ; sa mort fut hâtée par l'absorption d'une bouteille d'eau-de-vie qu'elle avait prise *pour faire passer* une botte de foin frais, destinée à lui dégraisser les dents. Plusieurs fois elle était allée, sans inconvénients, brouter l'herbe verte à la Glacière ; mais, cette fois, il se trouva dans la partie du pré tondue par elle des espèces végétales nuisibles, et la boulimique succomba comme un bœuf qui a fait une orgie de luzerne.

Il y avait dans la maladie de Denise et dans son caractère moral des côtés typiques curieux, que je ne saurais passer sous silence (1).

Denise avait plusieurs sortes de faim : sa *faim ordinaire*, qui était apaisée par douze livres d'aliments en vingt-quatre heures ; *ses faims*, qui avaient lieu trois ou quatre fois par mois, et pendant lesquelles elle mangeait de vingt à vingt-quatre livres de pain, et *sa grande faim*, qui eut lieu, pendant cinq ans de suite, le 9 février, et une fois le vendredi-saint, *parce qu'elle*

1. *Annales de la médecine physiologique.*

avait pensé au jeûne. C'est alors qu'elle dévorait, entre deux levers de soleil, de quinze à seize kilogrammes d'aliments, mangeant et vomissant alternativement jusqu'à ce qu'elle tombât épuisée de fatigue.

La conversation de Denise, brusque et décousue, n'était guère qu'un tissu de mensonges ; elle roulait presque toujours sur sa faim.

La pauvre boulimique donna quelquefois des pièces de monnaie aux gens venant mendier chez elle, mais du pain, jamais.

Son honnêteté n'était point ébranlée à la vue de l'or, mais elle défaillait devant une miche. Un jour, quoiqu'elle eut de l'argent sur elle et des provisions de bouche dans son panier, elle déroba le déjeûner d'un maçon et s'enfuit à toutes jambes. Elle raconta ensuite son action à son médecin et lui demanda si elle ne ferait pas bien d'envoyer une pièce de cinq francs à l'ouvrier qu'elle avait volé. Le docteur Descuret approuva fort son intention et l'engagea à joindre à son envoi un pain. A ce mot, Denise entra dans une violente colère : « Au lieu de cinq francs, j'en donnerai dix, quinze même, si vous le jugez nécessaire, dit-elle, mais, une seule bouchée de pain, le maçon ne l'aura jamais de moi ! »

L'histoire de ma Denise a une longueur qui m'oblige à écourter les autres exemples de boulimie sans tænia.

Je me borne donc à citer :

Stoupy, dit Bizon, employé à la ménagerie du Jardin-des-Plantes. Il mangea, au dire de Bayle, la moitié d'un lion mort de vieillesse. Il mourut lui-même pour avoir absorbé trop vite huit livres de pain chaud. L'autopsie fut faite, on ne trouva pas le moindre ver dans l'intestin.

Tarare, soldat du premier empire, mangeait à l'hôpital, dans le service de Percy, la ration ordinaire de quatre hommes bien portants. Les infirmiers ayant assuré qu'il ne s'en tenait pas là, et que chats et chiens de l'établissement avaient en lui un ennemi terrible, le médecin militaire Lorentz fit organiser une surveillance spéciale et il put le surprendre mordant à belles dents dans la chair d'un matou vivant. Tenant l'animal par la tête et par les pattes, Tarare lui dévora le ventre et le rongea jusqu'aux os. Ce terrible soldat, aussi féroce qu'affamé, mourut quelque temps après ; l'ouverture de son corps fit constater une absence absolue de parasite intestinal.

Leroux, doyen de la faculté de médecine de Paris, fut boulimique à un moment de sa vie. Il absorbait en quelques heures, neuf livres de pain sans être incommodé. Il n'eut jamais le ver solitaire.

Le docteur Blachez a cité le cas d'un de ses clients de Paris, qui mangeait à son repas une douzaine d'œufs, trois livres de poisson, trois livres de viande et autant de pain ; on l'autopsia, on ne vit point de tœnia.

Par contre, on a cité maints exemples de malades logeant dans leur intestin des paquets de tœnia et n'ayant pas un appétit extraordinaire. Les cas où l'on rencontre deux ou trois parasites ne sont pas rares ; ceux où l'on trouve de six à dix individus sont moins fréquents, enfin de temps en temps une mention spéciale est faite de quelques chiffres tellement élevés qu'ils passeraient pour fantastiques, s'ils n'étaient pas affirmés par des savants honorables. Tels sont les cas des Drs Richard (1) et Laker (2). Le client

1. M. Kiéner lit à la Société médicale des hôpitaux, au nom de M. le Dr Richard, médecin-major à l'hôpital militaire de Philippeville, l'observation suivante :

Un ouvrier français de 34 ans, ancien chasseur à pied, travaillait depuis plusieurs mois dans les environs d'El-Milia, au chemin de fer de Constantine à Batna, lorsqu'au printemps dernier il commença à rendre avec les selles des anneaux de tœnias ; bientôt ces anneaux devinrent plus nombreux, et souvent aussi dans l'intervalle des garde-robes il s'en échappait spontanément qui étaient animés de mouvements très vifs. Cet état dura sept mois, pendant lesquels X... continua à travailler sans éprouver aucun dérangement sérieux dans sa santé générale : ni amaigrissement, ni boulimie, ni entérite.

Traitement ordinaire : diète pendant un jour avec 45 grammes d'huile de ricin dans la soirée. Le lendemain à la visite, décoction de 60 grammes de racine de grenadier et, deux heures après, 30 autres grammes d'huile de ricin. Entre midi et une heures, X... rend en une fois un énorme paquet de tœnias tellement enchevêtrés qu'il est impossible d'en séparer un seul sans le briser. La masse, soigneusement égouttée, pèse 720 grammes : les fragments, placés bout à bout, mesurent 70 mètres de longueur et je compte 27 têtes de tœnia inerme ; les quatre ventouses parfaitement visibles surtout à un œil de myope et examinées à la loupe, ne laissent aucun doute sur l'exactitude de ce nombre, pas plus que sur l'espèce de tœnia.

2. Le cas de M. Laker qui concerne une femme de qua-

du premier était un ouvrier français qui rendit vingt-sept tœnias, la cliente du second était une vieille femme qui en expulsa cinquante-neuf. Belle réunion pour un animal qui passe pour solitaire.

Dernière preuve de l'erreur relative à la relation qui existerait entre l'appétit exagéré et la présence du tœnia. Dans son *Dictionnaire de diagnostic médical*, qui n'omet aucun symptôme sérieux propre à faire connaître l'existence des maladies, Woillez ne dit pas un mot de la boulimie à propos du ver solitaire.

Il est pourtant vrai que, à la liste de gros mangeurs que le ver solitaire ne mit jamais en appétit, on oppose l'auteur de l'*Almanach des Gourmands*, Grimod de la Reynière, qui joua des mâchoires comme un maître et qui eut réellement le ver solitaire.

rante-trois ans, grand amateur de porc non cuit. Depuis quelque temps elle éprouvait une sensation de poids et de tortillement dans l'estomac et l'intestin et des céphalalgies congestives. Après l'administration d'un simple purgatif composé de séné et de manne, elle rendit successivement plusieurs amas de vers pelotonnés, dont l'auteur ne put examiner qu'un seul, qui renfermait 59 têtes de tœnia. Il est probable que ces amas de vers pelotonnés se forment, lorsque les tœnia sont encore jeunes, sous l'influence des mouvements de l'intestin et des mouvements propres de ces parasites. L'expulsion a lieu en masse, mais il peut en rester un ou plusieurs exemplaires dans l'intestin. Quoi qu'il en soit, chez les personnes qui sont exposées à l'infection par des cysticerques par leur profession ou de toute autre manière, l'apparition de douleurs gastro-intestinales intermittentes doit éveiller l'attention.

(*Deutsches Archiv f. klin. Medicin.*)

Quand on cite cet exemple, on a le tort d'omettre ce détail caractéristique, c'est que Grimod de la Reynière fut débarrassé de son tœnia, et que, après comme avant, il eut un appétit d'ogre.

Monselet me disait à ce propos :

— Que voulez-vous, le pli était pris.

Je lui répondis :

— L'expression est impropre, il serait plus juste de dire que l'estomac de votre ancêtre était suffisamment *déplissé*.

LES VERS INTESTINAUX

L'excès en tout est un défaut.

MONVEL, *l'Erreur d'un moment*, 1773.

Les médecins d'autrefois s'occupaient trop des vers, les médecins d'aujourd'hui ne s'en occupent pas assez, bien qu'on ne puisse pas les accuser, par le temps de microbe qui court, de négliger la recherche de la petite bête. On s'exagérait le danger des parasites intestinaux lorsqu'on voyait leur œuvre dans toutes les maladies de l'enfance, depuis la colique jusqu'aux convulsions; on s'endort dans une indifférence périlleuse, quand on oublie complètement les animaux vivant aux dépens de l'organisme humain.

Les vers tourmentent les enfants très souvent, la chose n'est pas douteuse, surtout pour notre génération faisant abus de la viande crue. Il n'est pas rare, en effet, de voir un bébé, qui dépérissait graduellement, redevenir frais et rose, après l'expulsion d'un paquet d'ascarides; c'est pourquoi toutes les mères comprendront que si la vieille médecine abusait des vermifuges, la nouvelle médecine ne doit pas laisser tomber ces médicaments utiles dans l'oubli.

Dans un excellent travail (1), le docteur Emile Bessières a écrit avec beaucoup de raison :

1. Bessière, *Les préjugés relatifs à l'enfance.*

« Il faudrait des volumes pour dire tous les contes qui ont été faits sur les vers, le terrible cheval de bataille de la pathologie populaire de l'enfance. »

En effet, aux yeux du peuple, les vers sont cause de la plupart des méfaits qui assiègent le pauvre bébé. A-t-il des coliques? les vers! Des frissons, des crampes? les vers! De la toux, de la fièvre, les yeux battus, de la lassitude? les vers! Est-il chagrin, maussade ou hargneux? les vers! les vers! Toujours ces pauvres vers!!!

Ces malheureux parasites sont, cela est évident, accusés à tort dans un très grand nombre de cas; m'est avis, cependant, qu'après les avoir trop redoutés jadis, il ne faudrait pas tomber dans l'excès contraire et finir par nier leur existence. La présence des vers chez les enfants, à l'époque où ils commencent à prendre des aliments, occasionne quelquefois des accidents plus ou moins graves, et il est prudent qu'une mère sache à quoi s'en tenir à cet égard.

Que les femmes redoutent la présence des vers dans l'intestin des enfants, cette crainte est salutaire, parce que les parasites intestinaux peuvent réellement compromettre la santé et même menacer la vie; ce qu'il faut éviter, c'est que cette crainte ne dégénère en frayeur exagérée, donnant naissance à mille croyances imaginaires qui font la fortune des charlatans.

J'ai rencontré plus d'une fois des mères, intelligentes du reste, bourrant leurs bébés de pastilles de santonine, de dragées de semen-contra, ou même de biscuits au calomel, tout simplement parce qu'elles avaient vu les pauvres chérubins se gratter vivement le nez.

Sans nier absolument la valeur de ce symptôme,

que certains médecins recommandables admettent, je conseille aux mamans de ne pas s'en tenir à la démangeaison des narines, pour diagnostiquer la présence des vilaines bêtes qui irritent le tube digestif. Un praticien de talent, Bremser (1), ayant avoué qu'il n'est pas permis, en réalité, d'affirmer qu'un enfant a des vers tant qu'on n'a pas vu de ces animaux dans les déjections, les dames me pardonneront de leur conseiller une réserve imposée aux hommes de l'art.

∴

Cela dit, je vais indiquer les signes dont l'ensemble permet de soupçonner la présence des parasites intestinaux.

Agitation, cris, mouvements convulsifs, irritabilité excessive, langue chargée, haleine fétide, renvois acides, salive plus abondante qu'à l'état normal, perte ou exagération de l'appétit, nausées, vomissements, coliques, évacuations glaireuses, d'un vert jaunâtre, quelquefois mêlées d'un peu de sang, tels sont les symptômes de la maladie.

Les conditions qui favorisent la formation des vers ne sont pas très bien connues. Parmi les moins douteuses, il faut noter les suivantes :

Usage d'un lait de mauvaise qualité ; abus des farineux ; ingestion de fruits verts, de cidre, de fromage, de viande mal cuite ; distribution irrégulière des repas ; habitation dans une maison humide ou mal aérée.

A ces causes diverses, quelques médecins joignent

1. Bremser, *Traité zoologique et physiologique des vers intestinaux de l'homme*. Paris, 1837.

une prédisposition spéciale, apanage malheureux des tempéraments lymphatiques, qui constituerait la *diathèse vermineuse*, laquelle serait héréditaire. Cette influence, que j'enregistre par impartialité, me paraît singulièrement douteuse.

La présence des vers dans l'intestin des enfants pourrait être décelée encore par un signe, visible sur la langue, indiqué par le Dr Barbier, en ces termes : « La langue est piquetée de points rouges et ressemble à une fraise ananas... passez en revue toutes les petites langues d'une salle d'asile ou d'un pensionnat, vous pourrez dire à coup sûr : cet enfant a beaucoup de vers : celui-là, un peu, cet autre point (1). »

Le signe indiqué par mon confrère africain m'a paru bon en plusieurs circonstances, mais je ne me porte pas garant de son infaillibilité.

∴

Les vers, — je l'ai déjà dit, mais je le répète volontiers, — ont été accusés trop longtemps de causer presque toutes les maladies de l'enfance, puis, un jour est venu où, pour éviter un excès, on est tombé systématiquement dans un pire, en fermant les yeux sur les désordres et les troubles dus à la présence des parasites intestinaux. Sur cette question, comme sur tant d'autres, le mieux est d'adopter la sage formule « ni jamais, ni toujours » et d'étudier la nature sans parti pris.

Or, voici ce qu'enseigne la froide observation des faits : les vers intestinaux existent chez bien des en-

1. Barbier, *Gazette médic. de l'Algérie.*

fants et des adultes, leur présence constitue une incommodité sérieuse, quand elle n'engendre pas une maladie grave. Donc les vers intestinaux sont des importuns ou des ennemis, qu'il faut savoir connaître et expulser au plus vite.

Les vers les plus communs dans l'enfance sont le lombric et l'oxyure.

Le *lombric, ver lombrical*, ou *ascaride lombricoïde*, a la forme d'un cylindre aminci aux deux bouts, avec quatre lignes longitudinales et des stries circulaires en travers. Sa couleur est blanche, grise, ou jaune rougeâtre. Sa tête n'est pas distincte du corps, bien qu'elle porte une bouche, visible à l'œil nu, garnie de mâchoires microscopiques.

Il existe un lombric mâle et un lombric femelle. La femelle est longue de 20 à 25 centimètres, le mâle n'a qu'une longueur de 15 à 17. Ce couple, mal assorti, est d'une fécondité déplorable. C'est par millions que les naturalistes ont compté les œufs pondus par une seule femelle.

A cette prolifération excessive correspond une incubation remarquablement lente. En effet, dans les circonstances ordinaires, le développement de l'œuf du lombric, met de cinq à six mois à se faire, et il est des cas dans lesquels le ver ne sort de l'œuf qu'au bout de cinq ans. On est porté à croire, dit à ce sujet le Dr Davaine (1), que la longue durée de l'évolution de l'œuf est une condition de la propagation de l'ascaride lombricoïde : car il faut un long intervalle de

1. Davaine, *Traité des Entozoaires et des maladies vermineuses*, 2e édition. Paris, 1877.

temps pour que les œufs expulsés du corps humain puissent être transportés par les pluies dans les rivières, les mares ou les puits, dont l'eau est employée comme boisson ou sert à la préparation des aliments de l'homme.

Les détails qui précèdent expliquent pourquoi les lombrics sont rares à Paris et fréquents à la campagne. Les Parisiens ont le soin de filtrer l'eau qu'ils boivent, les campagnards négligent généralement cette précaution : nous conseillons aux mères soucieuses de la santé de leur petite famille de faire emplette d'un appareil propre à purifier l'eau de la table et de la cuisine (1).

L'ascaride lombricoïde se rencontre rarement chez les enfants de moins d'un an, probablement parce que, avant cet âge, l'enfant absorbe très peu d'eau ; après le douzième mois de la vie, sa fréquence augmente, et on la constate aussi bien dans l'enfance que dans l'âge mur, chez les bébés et chez les mères. Tous les traités spéciaux citent des amas de lombrics expulsés par des adultes : pour mon compte, j'ai été témoin de ce fait remarquable : à la suite de douleurs abdominales atroces, une femme de vingt-cinq ans, allaitant son troisième enfant, rendit un paquet de soixante ascarides lombricoïdes. S'il faut en croire Petit, de Lyon, ce n'était rien à côté de ce qui sortit de l'intestin d'un enfant de Roanne, qui en aurait expulsé deux mille cinq cents en cinq mois.

Il y a quelques années, le Dr Wintrebert, de Lille, a publié l'observation d'une petite fille de neuf ans

1. Voyez Heraud, *Les secrets de l'alimentation*. Paris, 1890.

qui présentait un gonflement inexplicable du ventre et de la face, qui râlait comme une personne à l'agonie et qui revint à la santé immédiatement après avoir rempli un vase d'ascarides lombricoïdes.

On trouve des exemples analogues dans maints auteurs, en voici quelques-uns des plus intéressants.

En 1867, à la Société de médecine de Paris, Cavasse lut une observation de hoquet grave, ayant duré plusieurs mois et n'ayant cessé qu'après l'expulsion d'une trentaine de lombrics. A cette occasion Delasiauve fit connaître le fait d'un enfant atteint de pleuro-pneumonie, que le traitement classique ne guérissait pas, et qui marcha à la guérison quand il eut rendu onze lombrics ; Jacquemin rappela l'histoire d'une épileptique dont les attaques cessèrent lorsque Delens l'eut débarrassée de ses parasites

En 1880, on put lire dans le journal *The Lancet* l'observation d'une occlusion intestinale, suivie de mort, causée par un amas de vers pesant deux livres.

En 1882, le Dr Delavaux a publié l'observation d'une péritonite simulée par la présence d'une centaine d'ascarides (1).

1. Une femme âgée de 38 ans est prise de frissons, douleurs abdominales généralisées, ballonnement du ventre, excessivement sensible à la plus légère pression, température élevée, 40°, pouls fréquent à peine sensible, hoquet, vomissements et selles verdâtres, face grippée; sa famille est dans une angoisse mortelle. Je cherche la cause et ne peux en trouver aucune; les règles étaient passées depuis huit jours; les nuits antérieures avaient été bonnes, etc. Un moment je songe aux helminthes, il m'est répondu que la malade a pris du semen-contra il y a quelques jours

En 1887, le Dr S. Guglimelli a relaté les détails d'une pseudo-méningite due aux mêmes helminthes (1).

La même année, Vakulowski guérit un enfant de

seulement. Le facies est spécial aux ouvrières du pays, occupées toute la journée chez elles à « canner » des chaises. J'ordonne quelques granules de morphine contre les douleurs ; les vomissements avaient cessé, et dans mon incertitude, j'emmène son mari avec moi.

La situation me paraissait fort grave ; je lui fais part de mes craintes, qu'il ne partageait que trop : de retour je lui remets des pastilles de calomel de 0 gr. 05, j'en fais donner dix en une heure, soit entre les deux ou trois heures du matin. Vers huit heures, j'avais hâte de revoir ma malade pour savoir ce qu'elle était devenue. On me présente un paquet d'ascarides lombricoïdes rendus dans deux selles. J'en compte quarante-huit ! La malade était guérie, au grand étonnement de tous ceux qui avaient pu la voir la nuit, et à la grande joie du jeune débutant.

Dr Delavaux, *Concours médical*.

1. Un enfant de neuf ans, très chétif, a des frissons et de la fièvre, accompagnés de vomissements bilieux et d'autres phénomènes nerveux. Comme l'enfant s'était exposé peu auparavant au soleil la tête nue, on rattacha à une méningite les symptômes qui survinrent : pâleur de la face, décubitus latéral et attitude recroquevillée, extension forcée de la tête, rigidité des muscles de la nuque, strabisme convergent, grincement des dents, cris fréquents, et état demi-comateux : temp. 38°,5, pouls petit, non fréquent. Pour combattre la constipation on donne de la santonine à l'enfant qui rendit plus de cent ascarides. Tous les symptômes disparurent et l'enfant fut guéri au bout de trois jours. S. Guglimelli (*Gazz. d. Ospitali*).

deux ans, atteint de diarrhée rebelle, en lui administrant une dose de santonine qui amena l'expulsion de cent quarante ascarides.

En 1888, un enfant de sept ans, soigné par le Dr Pateynski, présentant les symptômes d'une fièvre typhoïde arrivée au deuxième septenaire, accusait une tumeur du côlon et une constipation opiniâtre. La constipation résistait aux purgatifs, quand l'expulsion de deux vers décida le médecin à prescrire le calomel et la santonine. Vingt-deux ascarides furent expulsés et le malade guérit (1).

Enfin, au commencement de l'année 1891, un de nos confrères d'Alsace, le docteur Hocker, a publié une observation bien propre à démontrer que l'existence des vers intestinaux n'est pas précisément du domaine de la fable. Appelé auprès d'une femme pour une soi-disant hernie inguinale étranglée, il trouva dans la région de l'aine une tumeur grosse comme un œuf de poule. Cette tumeur apparue subitement, était dure, insensible et irréductible, sans changement de couleur à la peau. Le diagnostic fut laissé en suspens, et notre confrère prescrivit le repos au lit et des frictions mercurielles. Quatre jours après, il existait de la rubéfaction à la partie centrale de la tumeur, qui fut ouverte. L'incision donna issue à deux cuillerées environ de pus, et notre confrère ne fut pas peu étonné d'apercevoir, dans le fond de la cavité ainsi ouverte, un ascaride vivant et long de douze centimètres. Quelques heures après, un second ascaride se présentait dans la même cavité, et il en sortit encore trois autres dans les trois

1. Pateynski. *Vratch.*, 1888.

jours qui suivirent. Un vermifuge administré à la malade amena, par le rectum, l'évacuation d'une pelote de parasites, et la malade guérit rapidement (1).

Une autre observation non moins concluante est celle du professeur Heydenreich, de Nancy, sur l'occlusion intestinale par les vers, nécessitant l'établissement chirurgical d'un anus artificiel (2).

∴

L'oxyure vermiculaire est un petit ver blanc, mince, qui ressemble beaucoup au vibrion de la colle de farine. Il est long de 2 à 4 millimètres et habite presque exclusivement la partie inférieure de l'intestin. Chez les petites filles, on le rencontre parfois dans les organes génitaux. Le grand médecin Sauvages a appelé l'attention des médecins sur les désordres particuliers que les vers peuvent produire dans cette région. En cet endroit, comme à l'anus, leur présence cause toujours une démangeaison très pénible, susceptible de devenir le point de départ de troubles sérieux du système nerveux.

Les oxyures sont rares chez les enfants qui n'ont pas encore mangé ; ils sont fréquents après le sevrage. Leur présence doit être soupçonnée lorsqu'on voit les bébés plus lents que d'ordinaire à s'endormir le soir, se frotter dans leur berceau comme s'ils voulaient écraser quelque chose en s'asseyant dessus. Cette in-

1. *L'Actualité médicale*, février 1891.
2. *La Semaine médicale*, mars 1891.

quiétude caractéristique et les pleurs qui l'accompagnent indiqueront à la mère qu'elle doit examiner attentivement les déjections de son enfant ; s'il a réellement des oxyures, elle les verra se tordre et s'agiter à la surface des matières excrémentitielles.

Le Dr Woillez assure (1) que certains enfants rendent des myriades de ces entozoaires dans des garde-robes semi-liquides, parfois sans rien ressentir de particulier que quelques coliques avant l'évacuation.

Les oxyures peuvent, comme les ascarides, produire des désordres qui ne sont pas limités à l'intestin. « On aurait tort, disait Lunier, de considérer les accidents convulsifs causés par les vers comme des faits exceptionnels. Ce sont, au contraire, des faits très communs, et j'ai vu, comme tous les aliénistes, les accidents nerveux les plus variés, et même des accidents psychiques, être produits manifestement par la présence de vers intestinaux et disparaître avec la cause qui les entretenait. C'est ainsi que les oxyures produisent parfois la lypémanie. »

Le docteur Rendu, de l'hôpital Necker, a fait une déclaration aussi importante : « De ce qu'un individu, dit-il, a eu un accès épileptique à l'occasion de vers intestinaux, l'on n'en peut conclure qu'il aura de nouvelles attaques. J'ai un jour été appelé auprès d'un enfant d'un de mes amis qui venait d'être pris d'une attaque épileptique. Cet enfant n'avait jamais eu de convulsions ; il n'avait pas d'antécédents névropathiques. Je lui ai découvert des oxyures et je l'en ai débarrassé. Ceci se passait il y a huit ans, et depuis

1. Woillez, *Dictionnaire de diagnostic médical.*

cette époque l'enfant n'a jamais eu d'accès épileptiques. »

Enfin, tous les recueils médicaux contiennent la description de symptômes pseudo-méningitiques produits par les oxyures. Une observation typique pouvant les résumer toutes a été publiée par le Dr Devaux de Nancy (1).

∴

Les médicaments *vermifuges*, appelés aussi *anthelmintiques*, sont excessivement nombreux. Les plus usités et les plus sûrs sont : la mousse de Corse, l'ail, l'absinthe, la tanaisie, le semen-contra et son principe actif la santonine, l'eau phéniquée, le calomel. Nous allons dire un mot de chacun d'eux.

La *mousse de Corse* est un mélange de plusieurs petites algues de la Méditerranée, que les pharmaciens réunissent dans des bocaux portant cette étiquette : *Fucus helminthocorton*. On fait avec la mousse de Corse une tisane, un sirop, une gelée et même des lavements, dont l'administration ne peut jamais être nuisible.

Le professeur Bouchardat a donné la formule d'un lait vermifuge ainsi composé :

Mousse de Corse............... 5 gr.

Jetez dessus :

Lait bouillant.................. 100 gr.

Passez et ajoutez :

Sucre......................... 20 gr.

A administrer en une fois, le matin à jeun. Cette

1. *Progrès médical*, 12 novembre 1887.

dose convient à un enfant de deux ans ; chez les enfants plus âgés, on pourra donner 8, 10, 15 ou 20 grammes.

L'*ail* est le remède populaire des vers dans les pays méridionaux. Administré en infusion dans du lait, il chasse assez rapidement les ascarides lombricoïdes ; malheureusement, son odeur désagréable empêche bien des mères élégantes d'en faire usage.

L'*absinthe* est vermifuge en infusion dans le lait ou dans l'eau. On l'associe souvent au semen-contra et à la tanaisie. Quand on l'administre seule, on fait infuser de 4 à 16 grammes de feuilles sèches dans 200 grammes d'eau.

On prépare aussi des cataplasmes avec des sommités d'absinthe fraîche, hachées.

La *tanaisie* est une plante à odeur forte et aromatique que l'on trouve abondamment dans tout le midi de la France. Elle entre dans la composition du mélange dit *espèces anthelmintiques*, dont voici la formule :

Feuilles et fleurs sèches de tanaisie	2	gr.
Sommités d'absinthe	2	»
Fleurs de camomille	2	»
Semen-contra	2	»
Faire infuser dans : eau	120	»

Nous recommandons la décoction de tanaisie pour la toilette des petites filles soupçonnées d'avoir des oxyures.

Le *semen-contra* est la fleur non épanouie d'une plante, de la famille des armoises, qui nous vient d'Alep et d'Alexandrie ; on l'administre en poudre dans du miel, du lait ou du sirop. Sa saveur désagréable le fait souvent repousser par les enfants.

La *santonine* est un principe extrait du semen-contra et absolument privé de goût. Les enfants la prennent très bien, même pure. On l'allie généralement au sucre ou au chocolat pour en faire des pastilles, des bonbons et des dragées diverses. La dose de santonine à administrer varie nécessairement selon les cas. Bouchut, médecin de l'hôpital des enfants, la proportionnait ainsi à l'âge des bébés : il donnait 5, 10, 15 ou 20 centigrammes de santonine par jour, selon que les enfants ont un, deux, trois ou quatre ans.

La santonine, souveraine contre les lombrics, a une efficacité moins sûre contre les oxyures. Dans les cas difficiles M. S. Martin s'est bien trouvé d'une potion à base de rhubarbe avec quelques gouttes de teinture de gingembre (1).

L'eau phéniquée ne s'emploie contre les oxyures qu'en lavements. En faisant dissoudre dans 125 grammes d'eau de fontaine 25 centigrammes d'acide phénique on prépare un lavement dont l'administration est rapidement suivie de l'expulsion des petits parasites intestinaux. M. Debout a affirmé qu'on pouvait obtenir le même résultat au moyen des lavements d'eau sucrée, et M. Sterlecki de Mulhouse avec les lavements d'huile de foie de morue. Nous avons essayé l'eau sucrée et l'huile, mais avec cette médication le succès n'a pas été constant. Le Dr Blache a vu des cas rebelles à tous les moyens thérapeutiques, ne pas résister

1. Sidney Martin, *Gazette méd. de Montpellier*, 1891.

à quelques lavements d'eau de savon. Le Dr Perrin a administré en lavement une demi-cuillerée d'huile de pétrole émulsionnée avec un jaune d'œuf et délayée dans un peu d'eau. Le Dr Lecœur, de Rouen, s'est fort bien trouvé des lavements d'eau salée. Le Dr Woillez recommandait pour le même usage la décoction de suie de cheminée.

On a encore prescrit : les lavements de cascarille (Dumas), de naphtaline et d'huile d'olive (Minerbi), de glycérine et d'eau (H. Buisson) ; l'onguent mercuriel (G. Sée).

∴

Ce n'est pas sans raison que le calomel est le dernier sur ma liste des médicaments vermifuges. C'est celui dont l'administration exige le plus de prudence. Il serait à désirer que les mères ne l'employassent que sur l'ordonnance écrite de leur médecin, parce que les accidents les plus graves peuvent succéder à son ingestion. Le calomel est par lui-même un composé inoffensif, mais son contact avec une boisson acide ou trop salée suffit pour le transformer chimiquement en un poison violent. Quand on connaît cette possibilité, expliquée par la chimie et trop souvent démontrée par des faits tragiques, on s'étonne toujours que les mères puissent, sans ordonnance médicale, se procurer chez les pharmaciens des pastilles, des biscuits ou des chocolats que le calomel rend vermifuges.

En l'absence de l'homme de l'art, toutes ces préparations doivent être impitoyablement proscrites de la maison de famille.

J'insiste vivement sur ce point, mesdames, et vous prie de ne pas l'oublier : Si les vers ont amené la mort de quelques enfants, le calomel — qui devait les guérir — en a tué un bien plus grand nombre.

Mesdames, méfiez-vous du calomel.

C'est sans doute en pensant aux méfaits du calomel vermifuge que mon confrère le Dr Veillard fait cette recommandation aux médecins (1) : « Toutes les fois, dit-il, qu'on prescrira un remède contre les vers, on n'oubliera pas de donner en même temps un purgatif, qui ne doit pas agir seulement en facilitant l'expulsion du ver étourdi ou tué par le médicament, mais surtout en empêchant l'absorption de ce médicament par les parois gastro-intestinales. Voilà pourquoi les purgatifs huileux sont les agents qui fournissent les meilleurs résultats. »

La santonine, moins terrible que le calomel, a, elle aussi, un inconvénient lorsqu'on en abuse. A doses trop élevées, elle produit le phénomène singulier appelé *Daltonisme* : Même à l'âge où tout devrait être rose, elle fait voir les objets en jaune. Evitez à vos enfants, mesdames, ce trouble visuel qui a fait dérailler... des chemins de fer, et, dans ce but, ne laissez pas à la disposition des bébés, comme un bonbon banal, les pastilles de chocolat à la santonine.

Au demeurant, qu'il s'agisse de la mousse de Corse, de l'ail, de l'absinthe, de la tanaisie, du semen-contra, de la santonine, de l'eau phéniquée ou du calomel, rappelez-vous que si tous ces vermifuges, aidés d'un

1. Veillard. *Formulaire clinique pour les maladies des enfants.*

purgatif, rendent de sérieux services, leur usage n'exclut pas les soins hygiéniques, appropriés pour combattre le lymphatisme qui accompagne toujours les affections vermineuses. Débarrassez donc vos enfants des hôtes intestinaux qui les tourmentent, mais, après leur départ, modifiez les conditions d'alimentation et d'habitation. Ce changement a suffi, plus d'une fois, à déterminer l'évacuation des vers, sans le secours d'aucune drogue pharmaceutique.

LA CRISE FINALE DES MALADIES

> « La crise exprime le combat que la nature livre à la maladie, dans les instants qui précèdent celui où le sort du malade se décide. »
>
> BUCHAN, *Médecine domestique.*

Crise vient du grec *crisis*, qui veut dire jugement. Ce terme aurait été, d'après le docteur Hamelin, transporté du barreau à la médecine par le vulgaire, frappé de l'analogie qui existerait entre la situation d'un accusé attendant un arrêt d'où sa vie dépend, et celle d'un patient arrivé à une période décisive de l'évolution de sa maladie. Cette étymologie est peut-être douteuse ; ce qui est bien certain c'est que les crises occupaient une grande place dans les théories médicales des temps passés. Hippocrate et Galien, et après eux Sydenham, Boerhaave, Hoffmann, Bordeu, Hufeland, Andral, etc., ont longuement insisté sur l'importance de certains mouvements violents de l'organisme, se produisant à des époques fixes et décidant de la mort ou de la guérison du sujet atteint.

Ces changements, survenus dans la marche de l'affection morbide pour *la juger*, s'annoncent par quelques phénomènes particuliers, tels que des sueurs abondantes, une excrétion considérable, une grande hémorrhagie, un sommeil comateux, du délire, etc. ; les anciens médecins les appelaient des *crises :* ils ne sont plus guère en honneur que chez les praticiens à cheveux d'argent, fidèles au culte des besicles d'or.

Les faiseurs de romans, à l'affût d'une situation empoignante, en usent quelquefois. Balzac n'a pas dédaigné leur emploi, Alexis Bouvier et Gaboriau non plus.

Dans le monde de la fiction, voici comment la chose est machinée :

...La comtesse se mourait. Le célèbre docteur Bianchon fut mandé. Il noya la belle patiente dans ce regard d'aigle qui arrachait ses secrets à la nature, demanda du papier et écrivit une ordonnance.

— Vous donnerez cette potion vous-même, dit-il à Rastignac consterné ; demain, je reviendrai auprès de votre amie. En s'en allant, il ajouta ces paroles, qui mirent un mélange d'espoir et de terreur dans l'âme de Gertrude, la servante fidèle : C'est aujourd'hui le sixième jour du mal ; demain une crise, salutaire ou fatale, nous dira qui devra triompher, de la cause morbifique ou des forces médicatrices...

Dans la vie réelle, l'acte de la crise se joue comme suit :

... — Que pensez-vous de notre malade, Docteur ? — Son affection est grave, très grave ; elle fait partie d'une classe de maladies, fort bien observées par Dioclès et Archigène, qui peuvent se terminer heureusement le septième jour, mais qui peuvent aussi ne prendre fin que le quatorzième, le vingt-et-unième ou le quarante-cinquième. Il n'est pas impossible qu'une crise arrive demain, mais elle pourrait ne se produire que la semaine prochaine ou l'autre ; elle ne se produira peut-être pas au reste, Celse prévoyant, avec raison, « des variations et des changements de caractère dans le défaut d'harmonie du concensus des forces vitales, il y a lieu de veiller, pendant le second, le troisième et le quatrième septénaires. »

Il pourrait ajouter : « et voilà pourquoi votre fille est muette ! »

∴

De ce que je me permets de parler des crises avec irrévérence, il ne faudrait point conclure que je n'y crois pas.

J'ai lu la thèse brillante de M. le Dr A. Chauffard sur le sujet, je reconnais qu'il existe, dans un grand nombre de maladies (pneumonie, érysipèle, variole, typhus, etc.), des phénomènes particuliers, dont l'apparition peut faire présager l'issue heureuse ou funeste de l'affection ; ce que je refuse d'admettre c'est la loi qui réglerait mathématiquement l'heure de l'apparition de ces phénomènes.

L'épitaxis, ou pour parler plus simplement, le saignement de nez, est considéré par tous les médecins comme une crise favorable, quand il survient au cours d'une méningite aiguë ; nul ne fait difficulté d'admettre que le frisson, qui vient saisir le blessé porteur d'une large plaie en suppuration, est l'indice de la terminaison par infection purulente ; chacun a appris la valeur du sommeil calme dans la fièvre typhoïde, de l'affaissement subit des pustules dans la variole, de la sueur visqueuse dans la pneumonie, de la face grippée dans la péritonite, de l'hématurie dans les fièvres pestilentielles, de la salivation dans le scorbut, du flux intestinal dans l'hydropisie, du délire dans le tétanos, etc., etc. ; mais, bien osé serait le praticien qui voudrait dire à l'avance le moment précis de ces crises.

Alors que les auteurs classiques ont le soin de déclarer que la durée des maladies est toujours variable, quand ils écrivent, par exemple, que les grandes plaies mettent à se cicatriser de quelques semaines à plusieurs mois, que la fièvre typhoïde évolue en moins de dix jours ou dure plus de quarante ; quand ils indiquent les mêmes écarts pour les neuf dixièmes des maux qui viennent assaillir notre pauvre monde, on a quelque peine à croire que des hommes sérieux mettent encore dans leur évangile professionnel la théorie sacramentelle des jours critiques.

∴

Ces échéances pathologiques empoignantes, je propose de les ensevelir avec les vieilleries de Molière.

GOMME, JUJUBE, ORGEAT, GUIMAUVE

J'appelle un chat un chat.
BOILEAU.

Je dédie ce chapitre aux gens sérieux qu'intéressent les questions de moralité et de santé publiques. A ceux-là seulement, je recommande de méditer les enseignements contenus dans cette annonce :

BOULES DE GOMME

A LA GOMME.

De***

Seules reconnues efficaces

dans les cas

de Rhume, Irritation de l'estomac et des Intestins

1 FRANC LA BOITE

Entrepôt général, rue.... n°...

Cette annonce ingénue renferme la quintescence de l'esprit commercial moderne.

Il est, en effet, tellement dans les habitudes du public, de trouver du grignon d'olive dans le poivre, de la farine dans le sucre en poudre, de la chicorée dans le café, de la fécule dans le miel et des tranches de betterave dans la confiture d'ananas, que c'est étonner étrangement le consommateur que de venir lui dire : Voici du tissu de laine en laine, voilà des boules de gomme à la gomme !

∴

Je ne sais si l'industriel qui a ainsi parlé à ses contemporains, par la quatrième page des journaux, s'est bien rendu compte de l'originalité de sa méthode ; pour moi, je la résume en cet aphorisme, plus triste qu'une messe de *Requiem* : « Agir honnêtement, c'est se singulariser », et je constate avec douleur que bientôt, si l'on n'y prend garde, cet aphorisme deviendra applicable, non seulement au commerce des substances alimentaires, mais encore à celui des produits médicamenteux eux-mêmes.

Il y a là un danger évident qui appelle, avant tous les autres, l'attention des conseils d'hygiène et l'aide des laboratoires d'analyses.

La gomme arabique, chacun le sait, est un médicament éminemment adoucissant et l'un des remèdes les plus efficaces à opposer à l'inflammation. Elle est considérée, en quelque sorte, comme un spécifique dans les phlegmasies des organes de la respiration et jouit de propriétés nutritives indiscutables. Elle fait la base non seulement des légendaires boules de gomme, mais elle entre aussi dans la composition des pâtes pectorales, des sirops béchiques, des loochs calmants, des juleps adoucissants, des potions contre la toux, et de cent espèces de pilules.

Or, puisqu'il est prouvé que la plus commune de toutes ces préparations, — la boule de gomme des gens qui toussent — se fabrique sans gomme, il n'est pas défendu de craindre qu'une omission semblable n'ait lieu dans les autres.

On trouve dans le commerce, dit le professeur Chevalier, sous le nom de *gomme artificielle* ou *gommeline*, un produit résultant de l'action de la diastase sur l'amidon ; il en résulte de la dextrine qu'on évapore en consistance de sirop, puis qu'on dessèche à l'étuve. On lui donne ensuite à peu près l'aspect de la gomme par des moyens mécaniques.

C'est avec cette gomme de fantaisie que l'on fait en général, aujourd'hui, et les boules de gomme classiques et la plupart des bonbons pectoraux vendus chez les... épiciers. Ce n'est pas de celle-là que Galien a écrit :

« La gomme possède, au plus haut degré, les vertus mollificatives, emplastiques et dessicatives ».

Le médecin de Pergame n'eût peut-être rien dit du tout du suc vitreux qui découle de l'acacia arabica, s'il eût pu penser qu'un jour viendrait où l'amidon, les fécules, la dextrine, et même la craie, seraient mélangés avec lui, ou même vendus sous son nom par des industriels sans vergogne.

Gloire donc au fabricant honnête qui se singularise en mettant de la gomme vraie dans les boules de gomme ! et honte éternelle pour les commerçants trop savants qui ont inventé la poudre de riz sans riz, le baume de copahu sans copahu, l'huile de ricin sans ricin, et même — comble horrible ! — l'onguent mercuriel sans mercure.

∴

J'allais oublier la pâte de jujube sans jujube, les pastilles de guimauve sans guimauve, et le sirop d'orgeat sans orge. Nous allons, si vous le voulez bien, faire connaissance avec ces produits de fantaisie.

Rhamnus Zizyphus est le nom harmonieux que les savants donnent à l'arbrisseau épineux produisant les jujubes, mais il n'est pas défendu de l'appeler tout simplement *jujubier*.

Le jujubier croît en Italie, en Égypte, en Algérie et en Provence. Son fruit, de la grosseur d'une belle olive, a une couleur qui rappelle celle du hanneton; son noyau est très gros; sa chair a un goût sucré, légèrement astringent ou vineux; on ne le connaît bien que si on a mangé des jujubes fraîches aux pays de production.

La jujube transportée se ride et se dessèche. Fraîche, elle pourrait être considérée comme un aliment assez réparateur, puisqu'elle a fait — s'il faut en croire Pline et Strabon — la base de l'alimentation d'une ancienne tribu africaine, celle des lotophages.

Galien ne croyait pas aux qualités nutritives de la jujube fraîche, mais il a formulé son opinion en des termes qui méritent d'être cités, parce qu'ils montrent combien ses compatriotes étaient friands de ce fruit : « Je ne puis, dit-il, parler des propriétés médicinales des jujubes, car les femmes et les enfants les cueillent toutes et les mangent. Toutefois, elles nourrissent peu et leur digestion n'est pas très facile » (1).

1. On trouve dans Oribase une déclaration semblable à celle de Galien : « Les jujubes, dit-il, sont des fruits mangés par les femmes ou par les enfants en jouant, mais ils sont peu nourrissants et sont difficiles à digérer. »

Les galopins de Provence ressemblent aux enfants de la Grèce ; ils mangent volontiers des jujubes à peine mûres, mais les indigestions ne sont pas plus fréquentes chez eux que chez les petits Normands, gourmands de pommes, ou chez les jeunes Auvergnats, amateurs exagérés de châtaignes. Dans mon enfance, j'ai usé — et peut-être abusé — des jujubes, comme tous mes camarades de l'école primaire ; mon estomac n'en a gardé qu'un bon souvenir. Un peu plus tard, appelé par l'*alma mater* à admirer les beautés de l'Iliade, j'ai éprouvé un certain plaisir à constater l'opinion flatteuse d'Homère pour le fruit du jujubier, « fruit délicieux, qui a la puissance de faire perdre aux étrangers le souvenir de leur patrie. »

∴

Laissons les souvenirs classiques et la jujube aliment, parlons des médicaments préparés avec la jujube.

On en fait une tisane, un sirop et une pâte. Ces trois préparations sont excellentes contre le rhume.

Tisane. — 50 grammes de jujubes, débarrassées de leur noyau, en décoction dans un litre d'eau, donnent une boisson très utile aux gens qui toussent. 25 grammes suffisent, quand les jujubes sont associées aux autres fruits pectoraux.

La tisane de jujubes rend des services dans les affections des reins et de la vessie, ainsi que l'avait noté Avicenne. Actuarius la disait propre à purger la bile ; cette dernière vertu me paraît très problématique. Ce que je peux affirmer, c'est que les jujubes fournissent à l'eau un principe mucilagineux et sucré, qui en fait recommander l'usage dans l'irritation des bronches et des autres muqueuses.

Sirop. — Le sirop de jujubes, soulage les personnes qui ont la toux sèche et favorise l'expectoration. D'après la vieille pharmacopée royale de Charas, il devait contenir les principes adoucissants extraits des jujubes, de l'orge, de la réglisse, de la mauve, du melon, de la laitue et du pavot blanc. Les pharmaciens y mettent encore de la jujube, les consommateurs de sirop doivent s'estimer très heureux.

Pâte. — Pour la formule de la pâte de jujubes, la simplification est plus radicale que pour le sirop. On n'y met plus de jujubes du tout, bien qu'on continue à la baptiser de son ancien nom.

D'après le *Codex*, voici sa composition théorique :

Gomme	300
Sucre	200
Infusion de jujubes	50
Eau de fleurs d'oranger	20

Voici sa composition vraie, d'après Dorvault :

« On supprime généralement les jujubes de cette pâte qui, d'après cela, pourrait être appelée *pâte de gomme transparente.* »

Il y a une cinquantaine d'années, que Mérat et de Lens (1) avaient signalé cette... simplification, mais longtemps on put la considérer comme une excep-

1. Merat et Delens, *Dictionnaire universel de matière médicale.*

tion. Aujourd'hui, l'exception tendant à devenir la règle, il serait décent de changer l'étiquette d'un médicament qui n'a de la jujube que le nom.

∴

Et maintenant, lecteurs enrhumés, quand vous irez chercher de la pâte de jujubes chez votre pharmacien, demandez-lui si elle a été faite avec le fruit du jujubier. Si vous voulez le savoir, sans le demander, notez ce détail qui sent son Laboratoire municipal d'une lieue : lorsque la pâte de jujubes est exempte de ces fruits, elle n'est pas acide au papier de tournesol et elle ne se colore pas par le perchlorure de fer.

∴

La guimauve, que les vieux botanistes appelaient *bi-mauve* et que les pharmaciens modernes nomment *althæa officinalis*, pour la distinguer des autres malvacées, est une plante adoucissante et émolliente, à cause du mucilage qu'elle contient ; mais à cela se bornent, de l'avis des savants modernes, les propriétés des mauves grandes et petites.

Les anciens en faisaient un tout autre cas. Sans parler des plats de mauve cuite qu'ils mangeaient, comme nous les épinards, pour entretenir la liberté du ventre, nous pouvons citer la salade de mauve miellée, qui guérissait la fistule lacrymale ; l'emplâtre de mauve, souveraine contre la piqûre des guêpes ; le jus de mauve, bon pour les morsures d'araignées venimeuses; la graine de mauve, propre à donner du lait aux nourrices; la racine de mauve, excellente pour blanchir les dents; sans oublier l'incomparable sachet de mauve, qui inspirait l'amour aux femmes les plus sauvages, ainsi que l'atteste le grave historien Xénophon.

De toute cette kyrielle de propriétés merveilleuses il n'est resté que ceci :

Des mauves en général et de la guimauve en particulier, les feuilles font de bons cataplasmes, bien émollients; les fleurs donnent une bonne tisane bien adoucissante, à la condition de la passer à travers un linge fin, pour la débarrasser des poils cotonneux qui se détachent de la plante pendant la cuisson; avec les racines on fait d'excellentes décoctions, agissant sur la gorge et l'intestin en y déposant une sorte d'enduit calmant.

Avec ces mêmes racines on fait encore, aujourd'hui, des hochets pour les petits enfants; on faisait, hier, une pâte pectorale pour les grandes personnes.

On n'en fabrique plus, c'est vrai, Dechambre l'a écrit en toutes lettres (1). Mais rassurez-vous, on en vend toujours. Le malheur est que le marchand n'a pas le droit d'écrire sur ses boîtes:

Pâte de guimauve

A LA GUIMAUVE

1. « La pâte dite de guimauve est de la pâte de gomme. » Dechambre, *Dict. encyclopédique des Sciences médicales*, 4e série, tome XI, page 482.

∴

L'*Orgeat* est une boisson ainsi nommée à cause de l'orge... qui n'entre plus dans sa composition.

Au bon vieux temps on préparait l'orgeat d'après la recette suivante :

« Prenez de l'orge séparée de son écorce, trois onces.

« Faites-la bouillir à petit feu dans de l'eau bien claire, et, après avoir jeté cette première eau, versez-en d'autre, dans laquelle l'orge bouillira pendant quatre à cinq heures.

« Coulez ensuite la liqueur et y faites fondre ce qu'il faudra de sucre blanc pour lui donner un goût agréable ; après cela donnez encore quelques bouillons à la décoction et l'orgeat sera fait. »

Aujourd'hui « nous avons changé tout cela » et la boisson appelée *orgeat* se fabrique avec... des amandes, selon la formule suivante :

FORMULE DU SIROP D'ORGEAT :

Amandes douces	500	gr.
Amandes amères	150	»
Eau	1625	»
Hydrolat de fleurs d'oranger. .	250	»
Sucre.	3000	»

Mondez les amandes de leur pellicule et réduisez-les en une pâte fine dans un mortier ou sur une pierre à chocolat, en y ajoutant 125 gr. de l'eau et 500 du sucre prescrit ; délayez cette pâte avec le reste de l'eau, passez avec forte expression, ajoutez à l'émulsion le reste du sucre, faites fondre, ajoutez l'hydrolat au moment de passer.

Ce sirop d'orgeat, sans orge, n'était pas inconnu des anciens médecins, ils avaient seulement le bon esprit de le désigner par un nom plus conforme à son origine : ils l'appelaient *amandé*.

Mon excellent confrère et ami, le regretté Félix Hement, proposait d'employer le nom d'*amandine* pour désigner le sirop actuel ; j'ai le regret de dire que son étiquette rationnelle n'a pas été adoptée.

Quel que soit son nom, l'orgeat, étendu d'eau, constitue une boisson agréable pour les gens sains, et bienfaisante pour les malades. C'est un liquide rafraîchissant, pectoral et alimentaire, qui est accepté à peu près par tout le monde. Les personnes qui toussent s'en trouvent très bien, les fébricitants la boivent avec plaisir pour étancher leur soif, les individus atteints d'affection des voies urinaires la préfèrent à tous les autres rafraîchissants.

Cependant une condition est indispensable pour que ces heureux effets soient produits : Fait d'amande ou d'orge, l'orgeat doit contenir du sucre et non du glucose. Cette substitution est souvent pratiquée. Certains industriels fabriquent du sirop d'orgeat sans un atome de sucre, d'autres se contentent d'allonger leur sucre avec du glucose. Le professeur Chevalier a constaté cette addition, dans la proportion de 33 de sirop de glucose pour 66 de sirop de sucre, et a indiqué ce moyen de déceler la fraude : le sirop d'orgeat, mêlé de sirop de glucose, est reconnaissable en ce que, traité par la potasse, à l'aide de la chaleur, il se colore en brun.

Pour que l'orgeat possède les propriétés médicales et hygiéniques signalées plus haut, il est encore indispensable qu'il ne soit pas trop vieux. Le sirop d'orgeat est, comme tous les sirops, susceptible de s'altérer et de fermenter assez rapidement. Les limonadiers honnêtes qui le gardent trop longtemps en bouteille s'exposent à passer pour ce qu'ils ne sont pas. Leur orgeat pur sucre devient, par la fermentation, un mélange désagréable (*sucre interverti*) fort propre à faire fuir les consommateurs gourmets dont la devise est « vins vieux et sirops jeunes. »

LES PURGATIFS

> « Une médication dont on a abusé quand elle n'était pas nécessaire, devient le plus souvent impuissante au moment où elle pourrait être d'un grand secours, parce qu'elle s'est pour ainsi dire naturalisée dans l'économie et que les organes ne réagissent plus sous des impressions avec lesquelles ils sont familiarisés. »
>
> Dr BARRÉ.

Le divin Hippocrate ayant dit, dans ses *aphorismes* : « C'est au printemps qu'il faut purger ceux qui en ont besoin », tout le monde songe, plus ou moins, à laver ses intestins.

« Aux mois où la nature étale
Sa parure de fleurs en robe triomphale. »

Aussi quand les poètes chantent : « Salut printemps, jeunesse de l'année », les pharmaciens se rappellent que le moment est venu de s'approvisionner à nouveau d'huile de ricin, d'aloès, de scammonée, de séné, de rhubarbe, de jalap, de magnésie et de sulfate de soude.

Si les pharmaciens font toujours une bonne opération en remplissant leurs bocaux, les clients font souvent un mauvais raisonnement en vidant leurs boyaux. Nul n'est, plus que moi, ennemi de la constipation. Je l'ai prouvé, quand j'ai reproché à M. Thiers d'avoir oublié la liberté du ventre sur sa liste des libertés nécessaires, mais je blâme formellement les purgations périodiques, administrées selon l'ordonnance... du calendrier.

Au printemps ou en automne, en été comme en hiver, purgez-vous si vous en avez besoin ; stimulez votre intestin, s'il est paresseux ; s'il fonctionne normalement, ne le surmenez pas, sous prétexte que les lilas sont en fleurs. C'est une erreur de croire que le réveil de Flore doit fatalement sonner le triomphe de la chaise percée.

La croyance aux vertus spéciales des évacuations printanières est répandue dans toutes les classes de la société, elle est même entretenue par des médecins qui ne sont pas sans valeur. Elle causera donc encore, cette année, un nombre respectable d'entérites, mais elle n'ira pas jusqu'à produire les malheurs dont un grand journal du matin a cité un exemple.... fantastique.

D'après la feuille en question, un ouvrier de G... serait mort, en proie à d'atroces douleurs, après avoir mis dans son café une poudre blanche qu'il croyait être du sulfate de magnésie et qui était du *sulfate de soude !*

Comme bourde scientifique, la nouvelle venue de

G... est des mieux réussies, la poudre blanche incriminée n'ayant jamais empoisonné personne.

En effet, le sulfate de soude, appelé aussi *sel de Glauber* ou *de Lorraine*, est un purgatif aussi honnête que son frère le sulfate de magnésie, nommé *sel d'Epsom* par les Anglais et *sel de Sedlitz* par les Allemands ; ils cristallisent tous les deux et sont largement solubles dans l'eau ; ils ont tous les deux une saveur amère, moins prononcée cependant dans le sulfate de soude ; ils purgent aux mêmes doses (de 20 à 50 gr.) : c'est la présence de l'un et l'autre, ou des deux réunies, qui fait la fortune de plusieurs sources allemandes, mises à la mode et prônées, hélas ! par certains journaux de médecine français.

Conclusion : — Abstenez-vous des purgatifs printaniers inutiles ; mais si un évacuant vous est indispensable, ne tremblez pas devant le sulfate de soude.

Le sulfate de soude et le sulfate de magnésie appartiennent à la grande famille des médicaments dits *cathartiques*, famille nombreuse qui comprend : les *laxatifs*, les *purgatifs* et les *drastiques*.

Les laxatifs sont bénins, comme la casse et les pruneaux ; ils agissent sur le tube digestif doucement, à la façon de l'huile qui lubréfie les rouages d'une machine.

Les purgatifs proprement dits sont plus actifs, leur passage dans l'intestin augmente sa sensibilité et produit une rougeur momentanée de la muqueuse gastro-intestinale, avec une sécrétion plus abondante de la bile : les sulfates de soude et de magnésie peuvent être considérés comme les types de cette classe.

Les drastiques (jalap, coloquinte, épurge, huile de

croton, etc.) sont des agents violents, dont le contact avec la tunique interne de l'appareil digestif amène une irritation excessive, qui n'est pas sans analogie avec celle des sinapismes et même des vésicatoires.

S'il était permis de comparer au canon droit d'un Lefaucheux le tube tortueux qui commence entre le nez et le menton pour finir au bas des reins, on pourrait résumer ainsi l'action spéciale des trois classes des médicaments cathartiques :

Celui qui prend un laxatif graisse son fusil : celui qui avale un purgatif le brosse ; celui qui use d'un drastique le passe au tripoli ou à la paille de fer.

Les armes de luxe sont rapidement usées si on les astique ainsi à chaque instant ; l'intestin fait de même : il se détraque quand on le fourbit trop souvent sans nécessité.

∴

S'il est des gens — nombre de dames sont dans ce cas — qui ne sont pas assez pénétrés des inconvénients qui s'attachent au séjour trop long dans l'intestin des matières excrémentitielles, inconvénients sur lesquels le docteur Jules Simon a appelé l'intention à l'hôpital des enfants (1) et qui nous ont valu une thèse

1. Nombre d'enfants se développent mal, ont un caractère difficile, fantasque, des plus mobiles, ils travaillent mal, se plaignent de maux de tête fréquents, etc., parce que les fonctions digestives sont mal surveillées, et que ces enfants sont sujets à une constipation plus ou moins opiniâtre.

En ville, je vois fréquemment des jeunes filles et des jeu-

excellente de la Faculté de Lyon (1), il est d'autres personnes qui ont pour les purgatifs une sorte de vénération. Ce sont ces braves gens, persuadés avec Vo...

nes garçons en proie à des arrêts de matières stercorales, et par suite à une dyspepsie intense, à un défaut d'assimilation nutritive.

Nombre d'enfants aussi, à la suite de constipations répétées, ont de l'entérite, dite pseudo-membraneuse, avec une hypersécrétion... cette constipation peut conduire à la typhlite.

Dr J. Simon, *Gazette des hôpit.*, 1886.

1. Il existe normalement dans le gros intestin des matières toxiques, comme l'ont prouvé les travaux de l'école moderne.

Ces produits toxiques sous l'influence de l'alimentation, de troubles dans les actes de la digestion ou de perturbations diathésiques de la nutrition peuvent augmenter comme quantité, soit que leur fabrication soit plus active, soit qu'il y ait accumulation par insuffisance des émonctoires naturels; leur qualité toxique peut être également accrue.

La rétention des matières fécales favorise la pénétration de ces toxiques dans l'économie.

Ces produits toxiques sont la cause de phénomènes nerveux chez les aliénés constipés. La constipation peut, à elle seule ou sous l'influence de l'hérédité, créer de toutes pièces, les troubles mentaux. Dans un grand nombre de cas elle contribue au moins à les entretenir.

L'état mental et l'état de constipation ont très souvent une courbe parallèle.

Le traitement de la constipation améliore l'état nerveux ou mental, alors que les médicaments réputés actifs vis-à-vis du système nerveux sont restés impuissants.

Il est plus important qu'on ne le pense généralement chez

taire que la constipation de Cromwell avait fait dresser l'échafaud du roi Charles, qui constituent la naïve clientèle du thé A, des pilules B, des pastilles C, des biscuits D, et autres remèdes secrets E. F. G. H., présentés par les journaux les plus illustres et les affiches les plus illustrées comme préservant de toutes les maladies, en purifiant le sang, expulsant la bile, chassant les glaires, régularisant le cours des humeurs, etc. les faits ont démontré que la croyance à toutes ces belles vertus prophylactiques est erronée.

Les médecins de Louis XIV conseillaient au grand roi de se purger au moins une fois par mois; il se conforma à cette prescription amoureusement et jamais son tube digestif ne fut en bon état. L'intestin des simples mortels ressemble à l'intestin des monarques, le contact des purgatifs l'irrite et l'enflamme : si ce contact se produit à des intervalles trop rapprochés il détermine des phlegmasies diverses, allant de la colique simple à l'entérite chronique.

Conclusion. — Il faut redire avec Celse : « Gardez-vous d'user dans la santé des ressources destinées à la maladie » ; il est bon de répéter, après Fourcroy : « les prétendus remèdes de précaution ont plus occasionné de maladies qu'ils n'en ont prévenu. »

les nerveux et les aliénés de veiller d'une façon constante à ce que l'expulsion fécale se fasse normalement.

Le traitement de la constipation doit être surtout causal et viser l'état général très souvent. L'antisepsie intestinale doit être faite quand il existe des signes d'intoxication. Les purgatifs ne doivent être considérés que comme des évacuants propres à préparer la voie au traitement causal (*Thèse de Lyon*, Dr M. Feyat, 1890).

MALPROPRETÉS THÉRAPEUTIQUES

« Dans l'état actuel des sciences médicales, il n'est aucun remède répugnant que l'on ne puisse remplacer par une médecine agréable, ou administrer de façon à ne choquer ni l'estomac ni le goût (granules de substances actives, injections sous-cutanées, voie rectale, etc.). Si le médecin est au courant de ces faits (il doit l'être sous peine de perdre la confiance de ses clients), et qu'il persiste dans les errements de l'ancienne thérapeutique, sa conduite n'a pas d'excuse. »

Dr COIFFIER, *Paris-Médical*

Connaissez-vous quelque chose de plus repoussant que l'animal, noir et visqueux, appelé par le vulgaire *cafard*, *cancrelat*, *ravet*, *mange-pain* ou *lucifuge*, et que les savants nomment *Blatta orientalis*, après l'avoir qualifié d'insecte orthoptère, de l'ordre des coureurs ? Vous avez sans doute entendu parler de cette sale bête, qui habite les serres, les caves, les cuisines, les armoires humides, les arrière-boutiques des boulangers et des épiciers, les raffineries et les greniers. Vous savez : que cet être immonde, à odeur repoussante, est doué d'une grande agilité ; qu'il ne se montre que la nuit ; que, pendant le jour, il se tient blotti sous les meubles, dans les vides des planchers, dans les cavités des murs, derrière les papiers de tenture décollés. C'est, on vous l'a dit, un rongeur insatiable, qui fait d'énormes dégâts quand il a des vivres à sa portée, mais qui sait jeûner et supporter longtemps la faim, lorsqu'il se trouve dans des endroits où il n'a rien pour se nourrir. On vous a encore appris que la disette, qui ne le détruit point, le rend plus dangereux, et qu'il s'attaque alors aux bois, qu'il parvient à ramollir au moyen d'un liquide particulier secrété par des organes spéciaux, et qu'il se creuse des abris dans les poutres et les parquets. Peut-être avez-vous ouï dire que, en certaines circonstances, le cancrelat justifie cette assertion d'un naturaliste éminent, M. Laboulbène, membre de l'Académie de médecine : « les blattes peuvent rendre inhabitables des navires et des maisons, par leur multiplication insolite ».

Il se peut que vous sachiez tout cela et d'autres choses encore, touchant les bêtes nocturnes malpropres qui mangent le pain, la farine, la viande, le poisson, le beurre, l'huile, le citron, les épinards, l'oseille, le sucre, le miel, la laine des matelas et le cirage des bottes — avec ou sans les bottes — mais ce que vous ignorez sans doute c'est que, à la fin du XIXe siècle, au moment où la vieille pharmacie se transforme et tend à se confondre avec la confiserie, il est des docteurs qui ordonnent à leurs malades de manger des cancrelats !

∴

Hélas! trois fois hélas! Je suis obligé, à mon grand regret, de déclarer que cette malpropreté thérapeutique nous est venue d'une nation éminemment sympathique à la France, de la Russie! Jamais je ne pourrais me résoudre, quel que soit mon enthousiasme pour l'alliance franco-russe, à formuler des prescriptions selon la méthode du Dr Bogomolow.

Le Dr Bogomolow est le confrère moscovite, mal inspiré, qui a fait figurer le cafard sur ses ordonnances et il s'est trouvé des journaux médicaux en France qui ont enregistré, sans la moindre protestation, cette... malpropreté thérapeutique. La presse médicale a ouvert ses colonnes à cette médication étrange, comme à un traitement ordinaire et, entre la formule d'une pommade de Dujardin-Beaumetz et d'une potion de Germain Sée, les journaux ont candidement inséré des notes dans le genre de celle-ci :

« DE LA BLATTE DANS LES HYDROPISIES. — La blatte (*blatta orientalis*, de Linné), appelée vulgairement *cafard*, est un insecte de l'ordre des orthoptères coureurs, à corps allongé, plus ou moins aplati, à antennes glabres, à élytres se recouvrant obliquement à leur suture, qu'on trouve dans toute l'Europe. En France, elle habite le fournil des boulangers, l'étuve des confiseurs, les cuisines des restaurateurs, etc., et sa nourriture de prédilection est la farine, bien qu'elle soit omnivore. Elle se multiplie très rapidement.

Desséchée et pulvérisée, elle est devenue en Russie un remède populaire. M. le docteur Bogomolow la préconise, réduite en poudre, à la dose de 30 centigrammes dans les hydropisies cardiaques, hépatiques et rénales. On la prescrit également dans l'albuminurie. M. le Dr Unterberger a eu plusieurs fois l'occasion de traiter des hydropysies scarlatineuses, ainsi qu'un cas d'hydropisie morbilleuse par ce moyen et les a guéries en administrant 18 à 30 centigrammes de blatte. Il renouvelait cette dose trois fois par jour. M. le Dr Kœhler dit avoir obtenu les mêmes résultats de l'emploi de ce médicament. »

M. Bogomolow et MM. Unterberger et Kœhler ses disciples mangent-ils eux-mêmes des cafards, ou bien se contentent-ils d'en faire avaler à leurs clients ? Point ne le sais. Dans mon ignorance, je crois être agréable à ces apôtres de la [illegible]thérapeutique, en exhumant, pour eux, quelques procédés curatifs aussi recommandables que leur blattophagie.

∴

[illegible]

[illegible]

des démolitions, le *cloporte*, avalé comme une pilule vivante, rajeunissait les vieillards amoureux, avec moins d'inconvénient que la cantharidine (1).

Un innocent coléoptère, la *coccinelle* (*bête à bon-Dieu*) guérissait le mal de dent, il y a trente ans à peine, rien qu'en touchant indirectement la molaire malade (2).

La blatte, entre les mains de M. Unterberger, triomphe des complications de la scarlatine ; les cataplasmes de vers de terre ordonnés par nostradamus, faisaient merveille contre toutes les mauvaises fièvres (3).

Si M. Kœlher a eu à se louer de l'emploi des cafards dans les maladies du cœur, Matthiole, de son côté, était passablement glorieux des succès signalés qu'il obtint contre les maux d'estomac, les coliques et même la peste, grâce à l'huile de *scorpions* (4).

MM. Bogomolow, Unterberger et Kœler sont de bonne

1. Moquin-Tandon, *Zoologie médicale*. 2e édition. Paris, 1862.

2. Kossakowski, *Essai de médecine pratique*. Paris, 1858.

3. A quelle bonne femme aurez-vous le courage d'interdire d'appliquer sur le ventre d'un petit fébricitant un cataplasme de vers de terre, en vue d'une complication vermineuse : ou de suspendre à l'angle du berceau un crapaud destiné à tirer à lui la malignité du mal, ainsi que fait le bouc dans les étables ? Dr P. Yvaren, *glanes de médecine en terre de Provence*.

4. « Je sais par expérience que l'huile que je fais, où il entre un grand nombre de scorpions, délivre de tous poisons... de quoi me peuvent rendre témoignage plusieurs empoisonnés... est aussi fort bon en temps de peste, aussi pour chasser les vermines du corps, et appaiser toutes douleurs, tant de l'estomac que des coliques, passions et mal de la mère. » Matthiolus. *Commentaires sur Dioscoride*, trad. du Pinet.

foi je n'en doute point, lorsqu'ils présentent la poudre de cancrelat, comme un remède de l'hydropisie, mais je n'ai aucune raison pour ne pas croire également à la sincérité de leurs aînés en étrangetés thérapeutiques, Ettmuller, Gaddesden, Alexis le Piémontais, Pline, Agrippa, Ambroise Paré et Riolan.

Le premier écrivait :

« L'os du *crapaud* appliqué sur le poul d'un enfant, le délivre de l'épilepsie survenue de ce que sa nourrice lui a donné à têter en suite de quelques mouvements de colère ou de terreur... le sang d'un *lièvre* est bon pour guérir la dysenterie... le sang d'un *âne* tiré près des oreilles guérit les maniaques les plus furieux » (1).

Gaddesden regardait la fiente de cochon comme le meilleur remède pour arrêter toutes sortes d'hémorrhagies (2).

Le célèbre Alexis le Piémontais guérissait, avec l'huile de chien roux, les plaies des membres que les chirurgiens avaient voués à l'amputation (3).

1. Michel Ettmuller, *Nouveaux instituts de médecine*, Lyon, 1693.

2. Sprengel, *Histoire pragmatique de la médecine*.

3. Pour préparer l'huile de chien roux, on étrangle avec une corde un jeune chien de poil roux, après l'avoir privé de nourriture pendant trois jours ; on le fait bouillir avec de l'huile à laquelle on ajoute 80 à 100 scorpions, une écuellée de vers de terre, du milepertuis, de l'hièble, du safran : après cuisson on recueille l'huile, on y incorpore par fusion de la moelle de jambon et d'os de poareaux, etc., etc. Alexis, *les secrets*, Venise, 1555.

Henri Corneille Agrippa, l'auteur du *Traité de la vanité des sciences*, affirmait ceci :

« Le rouge tribut que la femme paye à la lune guérit de la fièvre quarte, de la rage, du mal caduc et de la manie » (1).

Le même liquide excrementiel avait été considéré comme un médicament par Pline le naturaliste, lequel a écrit :

« La morsure des chiens enragés est guérie au moyen de la laine de bélier noir, imprégnée de sang menstruel et renfermée dans un bracelet d'argent (2). »

Ambroise Paré, le père de la chirurgie Française a noté ceci dans ses *Œuvres*, au chapitre de la *Cure de la morsure et piqueure des bestes venimeuses* (3) :

« On pourra mettre sur la playe des poulailles, et entre autres, des poulles qui ponnent, parce qu'elles ont le sang plus chaud : ou en lieu d'icelles, prendre des coqs ou poulles d'Inde, et leur faut mettre un grain de sel... et leur clore le bec et l'ouvrir par intervalles : et si elles meurent, en remettre d'autres. Si on veut, on pourra fendre lesdites volailles toutes vives, ou en lieu d'icelles, on prendra des petits chiens ou chatons, lesquels estant fendus, seront appliqués tous chauds sur la playe... »

Enfin, l'anatomiste Jean Riolan, écrivait gravement, dans un livre, qui fut le Deaunis et Bouchard de nos grands-pères :« L'escume qu'on ramasse à l'entour des

1. H. C. Agrippa, *de la noblesse et prééminence des femmes*.

2. Pline, *Histoire naturelle*, lib. XXVIII, cap. VII.

3. Paré, *Œuvres*, édition Malgaigne. Paris, 1840.

os humains lorsqu'on les faict bouillir nettoye en moins de rien les taches de la face (1). »

∴

Toutes ces bizarreries se valent : je proteste contre toutes, les anciennes comme les modernes celles du nord et celles du midi. Si je repousse les blattes de Russie, ce n'est pas pour faire bon accueil aux araignées d'Espagne. La *Revista de medicina y cirurgia practicas* et la *Cronica medica* ont beau vanter les boulettes de toiles d'araignée contre la fièvre intermittente (2), je ne délaisse pas le sulfate de quinine.

Le temps est passé de la toile d'araignée en pilules, comme est passé celui de la toile d'araignée en bracelets. Ce mode d'administration des fils bavés par l'insecte qu'apprivoisa Pelisson a été indiqué, précisément dans la maladie guérie par MM. Lafuente Gimens et Delgrado, trois cents ans avant la naisance de ces honorables praticiens. Dans un *Traité de matière médicale*, imprimé par Gabriel Cottier « avec privilège du roi », je trouve cette indication, que je recommande aux arachnophiles :

« Il y a une sorte d'araignée, qui fait une toyle clere, blanche et menue, encore qu'elle soit espesse : laquelle attachée au bras, en peau menue et desliée, guérit des fièvres quartes. »

1. Riolan, *Œuvres anatomiques*, 1629

2. Les Drs Ewieque Lafuente et Antonio Delgrado emploient la toile d'araignée dans les fièvres intermittentes. Ce médicament est donné sous forme de bols du poids de 2 grammes ; les malades en prennent 12 le premier jour, 8 le second, 4 le troisième.

Le même livre qui enseigne les propriétés de la toile d'araignée contient un chapitre des plus curieux sur l'usage de l'urine et des excréments, intus et extra. Entre autres choses immondes, on peut y lire que la fiente de vache fraîche calme l'inflammation des plaies et résout les écrouelles, que les fumées de chèvre bues avec du vin guérissent la jaunisse, que les excréments de sanglier font disparaître le point de côté, que la fiente de pigeon est bonne pour l'anthrax, celle de poule pour la colique, celle de cigogne pour l'épilepsie. Il n'est pas jusqu'aux excréments humains qui ne soient cités comme possédant des propriétés curatives; voici textuellement ce comble de malpropreté.

La matière fécale de la personne, appliquée, engarde d'enflure et inflammation toutes playes, et mesmes les soude incontinent. On dit que estant seche, et demeslée en miel, elle sert à la squinancie, si on en oint les parties offensées.

Après cette citation, aucune monstruosité ne peut plus étonner, pas même celle-ci :

L'urine d'un enfant, avant que la barbe luy pique, estant bue, est bonne à ceux qui ne peuvent avoir leur aleine. Bouillie en un vaisseau de cuivre avec miel, elle modifie les cicatrices, et la maille des yeux : et est bonne à l'esblouissement de la veue.

Je m'arrête. Je prie mes confrères de se rappeler qu'il fut un temps où Montaigne — qui n'aimait pas les médecins — avait le droit de dire d'eux : « ils ne craignent pas de se servir de nostre charongne à toute sorte d'usage pour nostre santé, soit pour l'appliquer au-dedans ou au dehors » (1) et je termine mon trop long chapitre par ce précepte de charité professionnelle, applicable aux docteurs comme aux gargotiers : « ne faites pas avaler à autrui ce que vous ne voudriez pas avaler vous-même. »

1. Montaigne *Essais*, livre I, chap. XXX.

LES POLYPHARMAQUES

> « Un des grands vices de la thérapeutique actuelle est d'abuser des médicaments. »
>
> ALIBERT, *Thérapeutique*, 180

Lorsqu'un médecin est appelé auprès d'un malade, que doit-il faire ?

— Une ordonnance !

Cette réponse n'est pas, comme on pourrait le croire, le cri du cœur d'un pharmacien pressé de prendre une retraite honorable et dorée, c'est l'expression d'un sentiment presque universel. Pour les neuf dixièmes des gens, il faut qu'un plombier plombe, qu'un couvreur couvre, qu'un doreur dore et qu'un médecin médecine. Du verbe « médeciner » les lexiques les plus élémentaires ont beau donner une définition peu flatteuse (1), les malades veulent être médecinés quand même et la famille s'associe à ce désir. Les familles e

1. « MEDECINER. V. A. Faire prendre fréquemment à quelqu'un des remèdes par la bouche. Il se dit toujours en mauvaise part. » Ch. Nodier et Verger. *Dictionnaire universel de la langue française.*

les malades se trompent grossièrement en raisonnant ainsi.

Le médecin mandé chez le patient est semblable à un général qui doit livrer bataille. Avant d'attaquer son ennemi, il faut qu'il le connaisse. On rirait de lui s'il braquait son artillerie au hasard, dans une direction quelconque, sans savoir de quel côté se trouvent ses adversaires ; on trouve tout naturel qu'il mette à profit tous les renseignements capables de guider ses opérations ; on lui sait gré de temporiser jusqu'au moment opportun, et l'on veut que le médecin agisse immédiatement, comme si l'ennemi lui avait livré ses secrets en un clin d'œil. Il s'en faut de beaucoup, hélas ! que les choses soient aussi simples.

En guerre, les spéculations les plus réfléchies sont souvent déjouées ; en médecine, les calculs les plus mûris [illegible] parfois, mais, en médecine comme à la guerre, la victoire est rarement aux étourdis. Concluez-en [illegible]

[illegible]

noter sa température, etc., etc. Quand il aura fait tout cela, le médecin consciencieux vous demandera lui-même de quoi écrire sa prescription. Exécutez-la religieusement — même si elle ne formule aucune substance pharmaceutique.

Lorsqu'un docteur n'ordonne ni tisane, ni potion, ni pilule, ni emplâtre, les imbéciles disent « il n'a rien compris à la maladie. »

Lorsqu'un médecin honnête s'est trouvé en présence d'un malade n'ayant besoin d'aucune drogue et que toute son ordonnance a été faite de conseils étrangers à la pharmacie, les gens intelligents comprennent qu'ils ont affaire à un praticien dédaigneux des artifices vulgaires d'un marchand de santé. Vous étiez simplement fatigué ; je vous ai donné un repos nécessaire : mon ordonnance vaut mieux que celle du charlatan diplomé qui vous prescrirait une mixture alambiquée ; — vous mangiez trop : je me borne à diminuer votre menu journalier. Je vous traite mieux que le faiseur de visite qui vous bourrerait de pilules extraordinaires ; — vous abusiez des veilles, je vous dis franchement couchez-vous de bonne heure, mon conseil est aussi bon que si je vous administrais une belle potion calmante.

Si votre mal exige des remèdes, je vous en ordonnerai, mais je ne suis pas certain de vous en donner à ma première visite, car il m'en faudra peut-être une seconde pour être fixé sur la nature de l'affection qui vous retient au lit ou à la chambre.

« Le plus souvent, le clinicien, après le premier examen de son malade, est en état de porter le diagnostic de la maladie qu'il a sous les yeux. Parfois cependant il advient que pour formuler un avis l'évolution de la maladie, sa marche, ses périodes, les effets produits par les moyens thérapeutiques employés demanderaient à être plus longtemps observés. Il est prudent et légitime dans ces cas, de réserver le diagnostic pendant un temps suffisant. Mieux vaut agir ainsi que d'établir prématurément un diagnostic qu'une observation ultérieure pourrait forcer de modifier ; la confiance que doivent inspirer les jugements émis par le médecin ne pourra qu'y gagner. »

Ainsi parle le Dr Hecht (1). Je tiens pour certain qu'il parle d'or, et vous devez penser de même.

Si la justesse de son raisonnement n'éclate pas à vos yeux, vous êtes aveugle, et vous n'avez plus qu'à vous jeter aveuglément dans les tentacules, je n'ose dire « dans les bras » des médecins sans vergogne, intéressés à perpétuer cette erreur que la science se mesure sur la longueur des ordonnances.

∴

Est-ce à dire que je suis l'ennemi systématique des médicaments ? — Pas le moins du monde. Ce que je veux établir c'est que, d'une part les familles ont tort de douter des médecins qui ne leur alignent pas à chaque visite une série de formules, et que, d'autre part, les malades se trompent en attendant leur guérison de la multiplicité des médicaments.

1. Dechambre. *Dictionnaire encyclopédique des Sciences médicales*, art. *diagnostic*.

L'ignorance des médecins que bafoua Molière se cachait, trop souvent, derrière la complication de leurs formules. Cessons de leur emprunter ce triste privilège : n'ordonnons que des remèdes simples, dont l'utilité nous est bien démontrée, décidons-nous à écouter, mes frères, en cette fin du XIXe siècle, ce conseil formulé par un maître à la fin du XVIIIe : « le seul moyen de rétablir la médecine dans sa splendeur, c'est de la débarrasser d'une foule de médicaments inertes et incertains qui l'accablent, c'est de simplifier les formules, c'est de n'employer que très peu de drogues à la fois (1). »

1. Fourcroy, 1785.

L'OIGNON

« Le vrai peut, quelquefois,
n'être pas vraisemblable. »

BOILEAU, *Art poétique.*

A propos des oignons, où est le préjugé ?

— Faut-il le voir dans la répulsion que manifestent les gens bien élevés pour son odeur caractéristique ? Doit-on le trouver dans l'enthousiasme de certains amateurs de ce bulbe trop fleurant ?

Je demande la permission de me déclarer incompétent.

Un fait, un seul, est positif, en matière d'erreurs concernant le végétal comestible qui arrache des larmes aux cuisinières inexpérimentées et qui joue un grand rôle dans l'alimentation. Cette erreur, la voici : La soupe à l'oignon dissipe l'ivresse, et c'est pour cela que les brasseries en offrent à toute heure à leurs habitués, dans l'intention probable de mettre le remède à côté du mal.

Aux gens sobres, qui seraient tentés de sortir de leurs sages habitudes, je ne conseille pas de se fier aux vertus de la soupe à l'oignon ; elles sont du domaine de la fable. Quiconque boira trop, le soir, aura sûrement, le lendemain, des douleurs de tête, du dégoût, de l'amertume à la bouche, de la pesanteur à l'épigastre et des inquiétudes vagues dans tous les membres. Le repos seul dissipera peu à peu, avec quelques tasses de thé, cet ensemble de symptômes désagréables, ce malaise physique et moral appelé par les ivrognes du nom pittoresque de « mal aux cheveux. »

Ceci dit, je sors du domaine positif et je ne parle plus de l'oignon qu'en narrateur, sans prendre parti pour ou contre les faits allégués, en vertu de l'axiome de Quintilien « *scribitur ad narrandum sed non ad probandum.* »

∴

Sans remonter aux Égyptiens d'autrefois, qui en avaient fait un Dieu, nous trouvons l'oignon en vénération chez les Espagnols et les Italiens modernes. Romains, Madrilènes et aussi Provençaux, en font une consommation considérable à l'état naturel ; Bordelais, Lyonnais, Tourangeaux, Lillois et Parisiens l'accommodent et le cuisent de cent façons, dans leurs préparations gastronomiques. A chaque page de la *Cuisinière bourgeoise*, l'oignon fait acte de présence, que ce codex de la gourmandise traite de la vulgaire soupe au fromage, du fin potage à la Soubise ou de la savantissime sauce Robert.

Quelles sont donc les propriétés de cet aliment universel ?

Quand il est mangé cru, l'oignon a une saveur âcre et piquante qui excite fortement la sécrétion gastrique ;

mais, en cet état, il reste l'apanage des robustes estomacs méridionaux, et est peu supporté par les tempéraments ordinaires. Son ingestion est toujours suivie, même chez les fanatiques de la crudité odorante, de fréquentes éructations et d'un arrière-goût désagréable, sensible encore douze heures après le repas.

L'oignon confit au vinaigre possède ces inconvénients à un degré moindre, par cette raison bien simple que, sous cette forme, il est absorbé en plus petite quantité.

Lorsqu'on le mange cuit, l'oignon perd l'odeur caractéristique et la saveur forte qu'il doit à l'huile volatile qu'il contient ; il ne garde que les principes gommeux et sucrés abondants qui font de lui un aliment sapide, assez nutritif, quoique d'une digestion un peu lente. En petite quantité, c'est-à-dire à l'état de garniture accessoire d'un plat, il est supporté à peu près par tous les estomacs.

∴

Les cuisinières ne sont pas seules à s'intéresser à la récolte des oignons. On a vu — et on voit — les médecins, ces cuisiniers des gens malades, mettre aussi de l'oignon dans plusieurs de leurs sauces.

Sans parler des praticiens hippocratiques, qui ordonnaient de combattre la peste en mangeant un oignon cru le matin, ni des docteurs non moins antiques qui conseillaient le miel avec le jus d'oignon contre la morsure des chiens enragés et la piqûre des bêtes venimeuses, il suffit de remonter à quelques centaines d'années dans l'histoire de la thérapeutique pour voir le frère de l'ail — qui figura dans l'*Iliade* (1) — faire très bonne figure dans les formulaires magistraux.

Du temps d'Ambroise Paré, l'oignon était encore excellent pour faire repousser les cheveux.

Au siècle dernier, il combattait très bien la maladie que Rabelais appelle « Caquesangue » ; à l'époque où Cadet de Gassicourt enseignait la pharmacologie à nos pères, nul ne songeait à mettre en doute les qualités maturatives des cataplasmes de pulpe d'oignon, où les propriétés diurétiques de la tisane de graines d'*Allium cepa*. Enfin jusqu'à la publication du *Dictionnaire de matière médicale* de Merat et de Lens, chacun prenait pour parole d'évangile les affirmations suivantes : l'oignon cru préserve du goître, l'oignon cuit est stomachique et anti-catarrhal.

Aujourd'hui, les médecins usent moins souvent de l'oignon, mais ils ne l'ont pas banni complètement de leurs ordonnances. Voici la liste des praticiens modernes les plus connus qui ont témoigné des bons effets de l'oignon :

Le docteur F.-J. Cazin (2) écrit que le vin rouge dans lequel on a fait macérer pendant deux jours un oignon coupé en petits morceaux est un vermifuge certain.

Serre (d'Alais) a publié (3) plusieurs observations

1. Podalyre, fils d'Esculape, composa le topique appelé « Kykéon », fait de vin, d'orge, de fromage et d'oignon.

2. Cazin, *Traité des plantes médicinales indigènes.*

3. Serre (d'Alais), *Journal des médecins praticiens.*

d'hydropisie guérie radicalement par la diète et les oignons crus.

M. Paultier, d'Aigre (Charente), a communiqué une série de résultats semblables (1) ; enfin, trois médecins distingués de Nantes, MM. Trastour, Mahot et Letenneur, ont déclaré (2) qu'après avoir usé inutilement, pour un diabète albumineux presque désespéré, de digitale, de sulfate de quinine et d'iodure de fer, ils ont triomphé enfin du mal au moyen de la prescription suivante : trois soupes au lait par jour, avec un, puis deux oignons crus hachés, à prendre avec la soupe ou dans du pain azyme.

Le docteur Lafitte, de Geaune, a publié plusieurs observations semblables dans le *Courrier médical*.

Le professeur Belge Lombard ordonnait par pintes, il y a soixante ans, le jus d'oignon aux hydropiques de sa clinique.

Le Dr Francisco Risquiez, praticien du Vénézuela, célébrait, en 1887, les vertus du lait aux oignons contre les fièvres palustres.

Enfin, le Dr C. Barbier a écrit ceci — sans rire — dans le *Journal de médecine de l'Algérie:* « Comme adjuvant du traitement interne de la fièvre typhoïde, je sème des oignons fendus dans la chambre du malade.

Il semble, après cela, qu'il n'y a plus rien à dire. Eh bien, ce n'est pas tout. J'ai découpé récemment dans un journal de médecine français, rédigé par un

1. Paultier, *Gazette hebdomadaire*.

2. Trastour, Mahot et Letenneur, *Journal de médecine de l'Ouest*.

ancien agrégé de la Faculté de Paris, l'extrait suivant d'une feuille américaine, *The dental office and Laboratory* :

« Pendant les saisons malsaines où règnent la diphtérie et des maladies contagieuses analogues, il faut manger des oignons, au printemps, au moins une fois par semaine. On ne saurait croire à quel point ils sont fortifiants et prophylactiques. Je vais plus loin, je défie mes confrères ou les mères de familles d'indiquer un pays où des enfants soient morts de la diphthérie, de l'angine scarlatineuse, alors qu'on faisait une large consommation d'oignons. »

J'allais me rappeler un pays, dont les habitants ne dédaignent pas l'oignon cru, et qui paie un tribut minime aux maladies contagieuses, malgré ses conditions hygiéniques déplorables, lorsque, par malheur, on a mis sous mes yeux le compte-rendu d'un concours de mangeurs d'oignons à New-York, dont le vainqueur fut un certain colonel Brown.

Le journal américain, relatant le tournoi gastronomique aux oignons, m'a fait douter du journal américain affirmant les propriétés antiseptiques des bulbes divinisés au temps des Pharaons. — Mythologie, es-tu bien morte ?

LE BOUILLON

« Les anciens préjugés sont toujours ce qu'il y a de plus fort chez les hommes. »

VOLTAIRE, *Essai sur les mœurs.*

Cet homme tombe d'inanition! vite, qu'on lui serve un bouillon bien chaud : cela lui redonnera des forces.

Lorsqu'on tient ce langage, on se trompe.

Tout le monde connaît le liquide provenant de la décoction de la viande, son odeur agréable, sa couleur ambrée dont l'oignon brûlé ou le caramel rehausse la teinte, sa saveur franche à la maison, fade au restaurant, ses yeux nombreux ou rares selon que la cuisinière a été prodigue ou avare; ce qui est moins connu c'est la puissance nutritive du bouillon.

Je vais étonner bien des gens, je le sais, en leur disant ce qu'il faut penser de ce breuvage alimentaire vénéré; mais je suis obligé de déclarer qu'il en est du bouillon comme de tant d'autres vieilleries, respectées sans être respectables : sa réputation est usurpée. Le bouillon ne nourrit pas, il ne peut pas nourrir, parce qu'il ne renferme qu'une quantité minime de matériaux assimilables.

Le bouillon le plus corsé et le plus savoureux ne contient par litre que 17 grammes de matières organiques (créatine, gélatine, dextrine, etc.), qui ne font que traverser l'organisme et sortent du corps comme elles y sont entrées ; elles ne réparent pas les pertes de l'économie, elles ne donnent pas des forces. « J'ai été consulté, dit le professeur Bouchardat, par un vieillard de quatre-vingt-trois ans, très distingué par l'intelligence, qui pensait réparer ses forces en ingérant par jour trois litres de consommé. Sous l'influence de ce régime, ce vieillard s'était affaibli. La quantité des urines s'était tellement accrue qu'il pensa être glycosurique. Les reins éliminaient les principes immédiats du bouillon. En supprimant cet excès de consommé, tout rentra aussitôt dans les conditions normales » (1).

D'autre part, le professeur J. Arnould (2), écrit ceci : « rappelons que Chevreul et Coulier n'ont trouvé que 28 grammes 38 et 16 grammes 91 de matières organiques pour 1000 dans des bouillons excellents, et 10 grammes 32 (Val-de-Grâce) ou même 5 grammes 5 (Hôpital Saint-Louis) dans des bouillons ordinaires. Mais, dit Morache (3), ces matières organiques du bouillon sont loin d'appartenir toutes au groupe des matières *protéiques*, essentiellement assimilables. La créatine et la créatinine, qui se rencontrent parmi elles, sont des produits excrémentiels ; l'acide inosique

1. Bouchardat, *Traité d'hygiène :* modificateurs.

2. Arnould *Nouveaux éléments d'hygiène :* alimentation, 2e édition. Paris, 1888.

3. Morache, *Traité d'hygiène militaire*, 2e édition, Paris 1886.

qui donne au bouillon son fumet, n'est pas une substance plastique. Il n'y a peut-être de nutritif que la petite proportion (1 pour 1000 environ) de matières albuminoïdes formées par la réaction des acides de la viande sur la musculine. »

Chimiquement, le bouillon n'est donc pas un aliment sérieux. En réalité, il n'agit que comme apéritif et comme excitant des organes digestifs, qu'on l'ait puisé dans le pot au commencement ou à la fin de l'ébullition, car, c'est une erreur greffée sur une autre erreur, que la croyance à la supériorité du premier bouillon. Cette croyance, le physiologiste gourmand, Brillat-Savarin l'avait et c'est avec admiration qu'il citait un autre gourmand émérite, le chanoine Chevrier, qui avait inventé une marmite fermant à clef, pour empêcher son cuisinier de lui voler le premier bouillon !

Dans une thèse remarquable, soutenue devant la faculté de Strasbourg, le docteur Muller a osé dire qu'une tasse de bouillon ordinaire ne valait guère mieux qu'une égale quantité d'eau chaude salée. Cette affirmation est audacieuse et, certainement, un peu trop révolutionnaire Cependant, bien qu'elle ait fait jeter les hauts cris aux amateurs de bouillon, nul n'a pu lui opposer un démenti catégorique.

La vérité dépouillée de tout artifice, la vérité vraie, la voici : les parties nourrissantes de la viande ne s'incorporent pas à l'eau de la marmite, cette eau est incapable de restaurer le sang et les tissus de nos organes ; le bouillon ordinaire est une illusion gastronomique.

Pour donner une valeur nutritive réelle au bouillon,

il faut y ajouter les substances diverses qui le transforment en soupe, ou bien changer radicalement son mode de préparation.

Mon excellent confrère le Dr Levillain formule la même opinion (1). Parmi les préparations culinaires, dit-il, il en est une très répandue, qui malgré les analyses chimiques répétées, conserve l'excellente réputation d'être tonique et nourrissante, tout en étant légère ; c'est le bouillon : or, il est démontré que cette tisane de viande par décoction, à moins d'être maintenue à un température de 150° pendant six ou sept heures, sous une pression de quatre ou cinq atmosphères, ne contient presque pas d'éléments nutritifs. Le bouillon est tout au plus un excellent stimulant de l'appétit ; mais il ne faudrait pas se fier à ses vertus reconstituantes pour soutenir ou relever les forces d'un névropathe épuisé : le lait lui est infiniment supérieur, comme aliment liquide. En ajoutant au bouillon du lait, des jaunes d'œufs ou du jus de viande on peut en faire un excellent liquide alimentaire.

∴

Avec de la viande et de l'eau on peut faire véritablement une combinaison alimentaire sérieuse, mais c'est à la condition d'opérer autrement que ne le font les meilleures ménagères. Puisant leurs inspirations dans la *Cuisine bourgeoise*, voire même dans les leçons du professeur Chevreul, les maîtresses de maisons les

1. Levillain, *Hygiène des gens nerveux.*

moins avares font bouillir un morceau de bœuf massif dans trois fois au moins son poids d'eau ; la cuisson doit être lente, le pot rester sur le feu pendant cinq ou six heures. Que résulte-t-il de cette minutieuse opération ? Un breuvage dont l'odeur et la saveur sont agréables, mais dont la valeur nutritive est presque nulle, en comparaison de celle du thé de bœuf, bouillon spécial concentré dont voici la recette :

On prend un morceau de bœuf entièrement maigre et sans mélange d'os ; on le débarrasse soigneusement des aponévroses, ainsi que des tendons, et on le hache menu comme de la chair à saucisse, puis on y ajoute son poids d'eau froide, que l'on porte rapidement à l'ébullition. Quand le liquide a bouilli pendant une minute (deux au plus), on le passe, en pressant fortement la viande hachée dans une serviette.

On obtient ainsi un aliment liquide, fortement chargé de tous les principes solubles de la viande. Assaisonné d'un peu de sel, et même d'une pincée de poivre, il répare rapidement les forces, dans la convalescence des maladies les plus longues et les plus débilitantes.

*
* *

Le bouillon ordinaire, qui ne fait pas beaucoup de bien à ceux qui l'absorbent à une température raisonnable, peut faire beaucoup de mal à ceux qui l'avalent trop chaud. Il y a quelques années, le Dr Descroizilles a publié (1) les détails de l'autopsie d'un enfant dont la

1. Descroizilles, *Gazette des hôpitaux*, décembre 1887.

mort était due uniquement à l'ingestion d'un bouillon trop chaud. Son observation se terminait par les sages réflexions que voici :

« Il y a longtemps qu'on a signalé des laryngites œdémateuses, des œsophagites et des gastro-entérites survenues par brûlure, c'est-à-dire par ingestion de boisson ou de substances alimentaires extrêmement chaudes : l'observation actuelle rentre complètement dans cette catégorie. De pareils faits sont trop instructifs pour passer inaperçus ; ils démontrent qu'il est périlleux d'introduire, dans la cavité buccale des jeunes enfants, des liquides à température très élevée ; mais, à cet égard les précautions indispensables sont fréquemment négligées, soit par ignorance, soit par incurie. »

C'est parce que j'ai vu des hommes raisonnables, brûlés comme des bambins inexpérimentés, par la pénétration de bouillon trop chaud dans la bouche et surtout au-delà de l'isthme du pharynx, que je crie aux amateurs de bouillon, vieux ou jeunes : « prenez garde à la brûlure ! »

LE CAFÉ AU LAIT

« Les jugements et opinions
« des hommes ont leur saison,
« leur naissance, leur mort, com-
« me les choulx. »

MONTAIGNE.

Après un aliment trop vanté, voici venir un aliment trop décrié : le café au lait.

De quoi se compose ce breuvage, dont bien des gens se régalent à leur déjeûner? De trois éléments dont aucun n'est nuisible et dont l'assemblage ne saurait nuire.

Le lait, prototype des aliments liquides, est toujours un agent de nutrition précieux, pour peu qu'on en ait surveillé la provenance. Même dans le cas, plus rare qu'on ne croit, où il proviendrait de vaches phtisiques il ne peut donner lieu à la transmission de la tuberculose dont les germes sont détruits par l'ébullition, et, dans les circonstances ordinaires, il est toujours constitué chimiquement par une dissolution de matières albumineuses de sucre et de sel, tenant en suspension des globules de beurre (1), mélange alimentaire dont la valeur n'est pas à dédaigner.

Le café, infusion des semences torréfiées du *coffea arabica*, graines riches en principes alibiles, est classé par tous les hygiénistes parmi les boissons nutritives. Il suffit de se rappeler sa composition (2) pour comprendre qu'il fournit des éléments de réparation à l'organisme ; cette propriété a été démontrée expérimentalement par l'amélioration observée dans la santé des matelots, depuis que le café fait partie de leur ration journalière. Indépendamment de cette action, que l'analyse chimique fait prévoir, le café produit

1. Voici, pour mémoire, la composition exacte du lait de vache, d'après Vernois et Becquerel :

Eau.	86,406	pour 100
Graisse	3,612	»
Caséine et albumine. .	5,515	»
Sucre	3,803	»
Sucre sels (phos. et chl.	0,646	»
Matières solides. . .	13,594	»

2. Voici la composition du grain de café, d'après Payen .

Cellulose.	34
Eau	12
Matières grasses	11,5
Glycose, dextrine, acides et végétal indéterminé.	15,5
Légumine	10
Matières azotées	3
Caféine libre . . , ... - . . .	0,8
Sels de potasse et de caféine	4,5
Huile et essence . . , ...	0,003
Substances minérales	6,697

deux autres effets incontestés : il accélère le travail digestif de l'estomac qui, sous son influence élabore d'une façon plus complète et dissout plus rapidement les aliments qu'on lui confie; il stimule le cerveau et facilite les opérations de l'esprit. Quand elle a absorbé une tasse de moka, la petite ouvrière des faubourgs ne devient pas une Corinne, pas plus qu'un vieux dyspeptique ne trouve dans son mazagran la force digestive proverbiale de l'autruche, mais quand le café est bu, deux bons effets s'en suivent : les gens sains de corps ont plus de force, les gens sains d'esprit ont plus d'imagination.

Le dernier élément du café au lait, c'est le sucre bienfaisant produit, dont le professeur Marcellin Duval, disait : « C'est une précieuse substance qui alimente, assaisonne, guérit. » Comme aliment, il appartient à la classe des matériaux nutritifs qu'on a appelé *respiratoires*, parce qu'ils fournissent du carbone à la respiration; il nourrit donc à la façon de la fécule pure ou de la gomme; il contribue de plus à renouveler les tissus graisseux. De l'usage du sucre comme condiment, je dirai avec Michel Levy (1), que la nature, nous l'enseigne, en nous montrant le sucre combiné presque toujours avec les gommes, les mucilages, etc., pour rendre agréables les substances fades, aqueuses, féculentes et autres. Dans cet état il excite, depuis la bouche jusqu'à l'estomac, une sensation de chaleur douce; il stimule légèrement l'estomac, il donne peu de résidu, fournit, d'après Magendie, un chyle abon-

1. Michel Lévy, *Traité d'hygiène*, 6e édition, Paris. 1879.

dant, favorise, d'après Chossat, la formation de la graisse ou la sécrétion biliaire. Du sucre médicament je ne veux pas parler ici (1) ; je me borne à rappeler que Proudhon a écrit, non sans raison : « Le sucre est toute la pharmacie du pauvre. »

Envisageant l'ensemble des trois éléments (café, lait et sucre) Payen, cité par Arnould, a calculé qu'un litre de café au lait, composé de 500 grammes d'infusion de café, de 500 grammes de lait et de 75 grammes de sucre, renferme 49 gr. 53 de substance azotée et 104 gr. 97 de substances grasses, sucrées ou salines, ce qui donne un aliment assez positif.

On peut, il est vrai, reprocher au café de produire parfois une excitation physique ou intellectuelle trop grande, mais, comme cette effervescence ne naît qu'en cas d'abus et que tel n'est pas celui des buveuses de café au lait, on a peine à comprendre comment il peut se faire que ce breuvage, composé de trois facteurs bienfaisants donne un produit nuisible.

On rencontre pourtant beaucoup de concierges et quelques médecins qui disent aux femmes : méfiez-vous du café au lait, il donne : des *flueurs blanches*, en style de loge : la *leucorrhée* (2), en style de cabinet.

Je le déclare nettement : cette affirmation, pénible dans la bouche d'une portière, devient douloureuse dans celle d'un médecin.

Le flux pathologique — trop fréquent dans les grandes villes — constitué par l'augmentation et l'altération

1. Voy. Bremond, *Hygiène usuelle*, 1884.

2. *Leucorrhée* vient de deux mots grecs : l'adjectif *leucos* (blanc) et le verbe *rhein* (couler).

des secrétions normales de l'appareil génital féminin, révèle toujours, malheureusement, un état morbide qui exige un traitement sérieux, médical ou hygiénique. Ce n'est pas en se privant de café au lait que les dames affectées d'un écoulement incommode feront tarir ce flux désagréable. Il n'est, le plus souvent, qu'un symptôme de débilité générale, engendrée par l'insuffisance de l'alimentation, l'insalubrité de l'habitation, la vie confinée, le surmenage. Prendre un peu de café au lait ne produit point la leucorrhée : en prendre beaucoup sert à la guérir, surtout si on y joint de bonnes tartines de pain beurré, de l'air pur, quelques rayons de soleil et du bien-être.

Cette opinion qui aurait fait frémir L. Lagneau, Lisfranc et Nonat, les trois grands prêtres de la leucorrhée par la cafetière, est admise aujourd'hui par la généralité des médecins. Je n'en citerai qu'un, mais un bon. Voici ce que disait le professeur Courty, praticien compétent entre tous en matière de maladies spéciales des organes féminins :

« Les femmes qui font usage du café au lait à Paris se nourrissent fort mal et remplacent par cet aliment, habituellement frelaté et insuffisant, un bon repas, où elles auraient mangé de la viande et des aliments plus toniques. J'ai vu et je vois journellement des femmes qui prennent de bon café au lait, sans omettre pour cela un seul de leurs trois repas, et qui n'ont jamais de leucorrhée. »

— Voulez-vous me permettre d'exprimer la même opinion, en termes plus mondains ? Donnez à Jenny l'ouvrière du bifteck à discrétion, avec ou sans café au lait, elle n'aura plus de flueurs blanches.

LA CÉRUSE

> Les maladies saturnines déciment les peintres, d'une manière lente, mais assurée.
>
> (LABOULAYE. *Dict. des Arts et Manuf.*

« Toute vérité est un clou sur lequel il ne faut pas craindre de frapper, si on veut le faire entrer profondément. »

En appliquant à la science cette image ingénieuse — que Emile de Girardin créa pour la politique — nous avons le regret de déclarer que l'hygiène des travailleurs possède un certain nombre de clous, ayant encore grand besoin du marteau.

Le danger résultant de l'emploi de la céruse qui tue quand on peut la remplacer par le blanc de zinc inoffensif, est un de ces clous rebelles.

Depuis un siècle, les chimistes et les médecins le frappent à coups redoublés; le clou résiste, il n'est pas encore enfoncé. Pour le faire pénétrer plus avant, un nouvel effort doit être tenté, et les ouvriers doivent le faire : ils le feront, je l'espère, quand je leur aurait fait toucher du doigt une des plaies professionnelles qui les rongent sans les émouvoir.

∴

Qu'il me soit permis d'abord de rappeler quelques généralités.

La céruse, appelée aussi *blanc de plomb*, *blanc d'argent* et *blanc de Clichy*, est, chimiquement parlant, un sel formé par la combinaison de l'acide carbonique avec l'oxyde de plomb. Rien, dans son aspect, n'est de nature à la faire prendre pour une substance dangereuse : on la trouve dans le commerce, par grosses masses ou pains de un à deux kilogrammes, mélangée avec un peu de craie ou de plâtre. Elle est employée presque toutes les fois qu'il s'agit de peindre les murs, les boiseries, les toiles, etc.

Simplement unie à une huile siccative, la céruse forme la couleur blanche des barbouilleurs et des enduiseurs ; additionnée de matières colorantes diverses, elle concourt à la composition de toutes les autres couleurs du bâtiment auxquelles elle donne du corps. Elle est donc maniée constamment par les broyeurs, les enduiseurs, les peintres, les décorateurs, les badigeonneurs, etc.

Quels sont les effets de ce contact permanent ?

Les gencives se colorent en bleu noir au voisinage des dents, ce qui produit un signe caractéristique, appelé « liseré plombique ; » l'haleine devient fétide, la langue semble être constamment baignée d'un liquide sucré ; la face prend une teinte terreuse ; les forces diminuent, l'ouvrier maigrit : il a la *colique de plomb* ou *colique saturnine*.

Cette maladie, caractérisée par des douleurs si vives

qu'on les a nommées *coliques de miserere*, est une névralgie des organes digestifs. Elle s'accompagne de rigidité des parois du ventre, de constipation opiniâtre, de hoquets, de nausées et de vomissements. C'est la plus fréquente de toutes les expressions de l'empoisonnement produit par le plomb ; c'est sur les peintres et sur les cérusiers qu'elle frappe le plus souvent.

Sur 1.200 malades atteints de colique saturnine, entrés au seul hôpital de la Charité, dans l'espace de huit ans, plus de la moitié appartenaient aux deux corps d'état que je viens de citer.

Dans une statistique portant sur 1.213 cas de colique (1), on comptait :

406 cérusiers ;

305 peintres en bâtiments ;

47 peintres en voitures ;

33 peintres en décors ;

3 peintres sur porcelaine.

Une autre statistique, dressée par A. Chevalier (2), indique que, sur 3.142 malades atteints de coliques saturnines, reçus dans les hôpitaux de Paris, 112 ont succombé.

En 1852 (3), un journal de médecine disait : « On sait

1. *L'Union Médicale*, 1852

2. A. Chevalier, *Sur la nécessité de proscrire les vases de plomb ou d'alliages de ce métal pour la préparation et la conservation des matières alimentaires solides et liquides. Ann. d'Hyg.* ; 1re série, 1853, tome I, page 314, et 2e série, 1854, tome I, page 335.

3. *Journal de médecine et de chirurgie pratiques*, 1852.

la déplorable influence de la céruse sur la santé des ouvriers ; aucune industrie ne leur est plus fatale, et il en est bien peu qui échappent à la mort où aux infirmités après quelques années de séjour dans ces fabriques... Un tel résultat est effroyable. »

Pour citer un témoignage plus rapproché de notre temps, je n'ai qu'à rappeler ce que dit le Dr Poincarré (1), professeur à la Faculté de médecine de Nancy. Voici comment il fait l'énumération des symptômes de l'intoxication saturnine : Amaigrissement ; teinte subictérique de la peau ; haleine forte ; liseré bleu grisâtre des gencives ; coliques excessivement douloureuses avec rétraction de la paroi abdominale, constipation et vomissements porracés ; douleurs musculaires avec crampes ; douleurs articulaires et même véritables accès de goutte ; accès épileptiformes, alternant avec des périodes de délire ou de stupeur, et laissant à leur suite des paralysies partielles qui affectent particulièrement les muscles extenseurs du poignet et des doigts ; parfois cécité passagère, albuminurie fréquente, due à l'élimination du plomb par les reins ; grande tendance pour les femmes aux avortements, aux accouchements prématurés, grande mortalité parmi les nouveau-nés. Enfin, dans les cas d'intoxication ancienne et considérable, *mort dans le marasme.*

Toutes les constitutions et tous les tempéraments sont également susceptibles d'être atteints par la céruse. Les individus forts comme les individus faibles, les sanguins comme les nerveux, les gras aussi

1. Poincarré, *Traité d'hygiène industrielle.*

bien que les maigres, les hommes et les femmes peuvent contracter les maladies saturnines, la colique et ses complications.

Ces nouvelles affections qui viennent se greffer sur l'ancienne, ne sont pas moins terribles. Ce sont :

1° Des douleurs et des crampes, siégeant au hasard ou isolément dans les articulations ;

2° L'abolition des mouvements du poignet et des doigts, empêchant tout travail sérieux ;

3° La perversion de la sensibilité tactile tout entière, ôtant l'outil de la main de l'ouvrier et faisant de lui un véritable infirme ;

4° La perte de la parole, qui abrutit ;

5° La perte de la vue, après laquelle l'existence n'est plus rien ;

6° La folie, avec laquelle la vie est de trop.

Ajoutez à tout cela l'action désastreuse du plomb s'exerçant sur la génération future ; songez que l'enfant de l'ouvrier saturnin est intoxiqué, même avant d'avoir ouvert les yeux à la lumière, et vous comprendrez que cet ensemble de maux ne peut laisser indifférent le travailleur père de famille, qui en est menacé en lui-même et dans les siens.

S'il vous fallait des chiffres brutalemet éloquents, pour vous émouvoir au moment où votre femme apprête une layette, un médecin des hôpitaux de Paris, M. Paul Constantin, pourrait vous en fournir. Sur 141 grossesses par père saturnin, le Dr Paul Constantin a constaté : 82 avortements, 4 naissances avant terme, 5 morts-nés. Sur les 50 enfants bien venus, 20 sont morts la première année et 15 entre un et trois ans.

*
* *

Le danger permanent, couru par les ouvriers manipulant la céruse, devait fatalement appeler l'attention des philantropes. Cela n'a pas manqué.

Sans parler des médecins tels que Tanquerel des Planches, Chomel, Gendrin, Sabatier, Richelot, Melsens Trousseau, Mélu, Bouchardat et autres, qui se sont efforcés de perfectionner la prophylaxie ou le traitement des maladies plombiques, il est juste de dire que des voix autorisées se sont fait entendre pour qu'on affranchisse les peintres des maladies qui les torturent et les déciment.

A la fin du siècle dernier, Guyton de Morveau parla le premier le langage de l'humanité en faveur des victimes de la peinture à la céruse.

En 1808, Mollerat proposa de substituer au blanc de plomb, qui peuple les hôpitaux le blanc de zinc qui est inoffensif. L'institut national de France, saisi de cette question, émit une opinion favorable à la substitution proposée, par l'organe de ses illustres rapporteurs Fourcroy, Berthollet et Vauquelin.

En 1848, une commission spéciale, nommée par ordre du ministre des travaux publics, votait cette conclusion : « Au point de vue de la salubrité, la commission regarde comme étant incontestables les avantages de la substitution de l'oxyde de zinc à la céruse, en raison des effets nuisibles que cette dernière matière produit fréquemment, principalement sur les ouvriers et sur les personnes exposées à séjourner dans les habitations récemment peintes. »

Le 24 août 1849 parut un arrêté ministériel dont voici la teneur : « A l'avenir, le blanc de zinc sera exclusivement employé dans les travaux de peinture à l'huile, exécutés dans les bâtiments de l'État, par ordre du ministre des travaux publics. »

Le 15 février 1852, le ministre de l'intérieur de Persigny, adressa à tous les préfets une circulaire les invitant à prendre les mesures nécessaires pour que le blanc de zinc fût employé généralement dans les travaux de peinture des bâtiments départementaux et municipaux.

Depuis cette époque les ministres n'ont plus parlé de la céruse, si ce n'est pour en interdire la manipulation aux enfants employés dans l'industrie (Art. 2 du décret du 14 mai 1875, complétant l'article 13 de la loi du 19 mai 1874).

Cela ne suffit pas et il est encore nécessaire de rappeler ce que disait Tanquerel des Planches : « Les maladies saturnines compromettent la santé et même l'existence d'un grand nombre d'individus. Il est du devoir d'un gouvernement protecteur de prévenir, s'il le peut, le développement de pareilles affections. »

Si nos législateurs ne croient pas devoir interdire l'emploi de la céruse dans le bâtiment, comme le demandait Bouley, en 1879, à la Société de Médecine publique et d'hygiène professionnelle ; s'ils n'ont pas entendu le cri d'alarme du conseil d'hygiène du département de la Seine, affirmant en 1887, par l'organe de M. Armand Gautier (1), la nécessité de n'accepter avec les entrepreneurs de peinture aucun marché où il ne serait formellement stipulé que la céruse et les pré-

1. Armand Gautier, *Le cuivre et le plomb dans l'alimentation et dans l'industrie*. Paris. 1888, *Bibliothèque scientifique contemporaine*.

parations plombifères ne seront pas employées dans les travaux à faire; s'ils n'écoutent pas les conseils des hygiénistes les plus compétents et les moins intéressés, tels que le professeur Arnould, de Lille (1), s'ils ne veulent pas ordonner le remplacement du blanc de plomb par le blanc de zinc, les ouvriers pourraient se défendre eux-mêmes.

Que la corporation des peintres se réunisse; qu'elle décide que, par respect pour la vie humaine, elle interdit absolument à tous ses membres de manier la céruse, et les entrepreneurs seront obligés de renoncer à la peinture qui tue, cette grève, décidée au nom de l'hygiène, dût-elle faire fermer deux ou trois usines dans lesquelles les rats eux-mêmes ne sont pas en sûreté (2).

1. Voici ce que le professeur Arnould a courageusement écrit, dans ses excellents *Éléments d'hygiène* (2e édition, 1888).

« A Lille, où se fabriquent moyennement 8 millions de kilogrammes de céruse sur les 12 millions que produit la France entière, les saturnins sont communs et le nombre en diminue à peine, malgré les prétentions des cérusiers à l'assainissement de leur industrie. C'est qu'en effet les appareils de ventilation, le décapage mécanique, l'enveloppement des moulins, ne protègent que médiocrement les ouvriers partout où l'on fabrique la céruse en poudre. Une seule usine a introduit une amélioration sérieuse, la fabrication *au mouillé* (eau et huile) : cette usine a très peu de malades. Mais elle en a encore, et il reste certain que l'assainissement radical de cette industrie serait son remplacement par la fabrication du blanc de zinc, ou tout autre blanc non toxique. »

2. Pour donner une idée de la force de l'agent toxique

Par malheur, cette sainte ligue de la santé publique ne se créera peut-être point, bien qu'elle dût exister depuis 1781, au moment où — n'en déplaise à quelques architectes parisiens et zingophobes — l'Académie d'architecture de Paris, sur le rapport de Vincent-Montpetit, reconnut l'innocuité du blanc de zinc et demanda solennellement son emploi.

L'ouvrier continuera-t-il à fermer les yeux? Le gouvernement peut et ne veut pas agir ; le peuple fera-t-il de même?

Pour réveiller les travailleurs, pour secouer l'indifférence des locataires, je rappelle la délibération suivante, prise depuis plusieurs années par la commission des logements insalubres de la ville de Paris :

« A l'avenir, toutes les fois que des travaux de peinture seront prescrits aux propriétaires pour l'assai-

contre lequel je prêche la croisade ouvrière, en France comme à l'étranger, voici, d'après le docteur Reinvillier, comment le docteur Gros, chirurgien de l'hôpital de Moscou, rend compte de ce qui se passe dans les fabriques de céruse qui appartiennent aux seigneurs russes. « Dans la fabrique du prince O..., dit-il, la cuisinière, qui ne fait que préparer la nourriture des ouvriers, porte son liseré des gencives. L'employé du bureau est plombé de temps à autre. Les chevaux sont bientôt malades et hors de service. Six chiens, qui ne se tenaient guère que dans le bâtiment servant de réfectoire et de dortoir, ont péri successivement. Six chats, l'un après l'autre, ont été pris de coliques, d'émaciation, de paralysie des membres, et ont fini après des miaulements déchirants de plusieurs semaines. Des rats, qui infestaient la localité, ont été vus paralysés! »

nissement des habitations, conformément à l'article 3 de la loi du 13 avril 1850, la commission spécifiera dans ses rapports que la peinture ne sera pas à base de blanc de plomb. »

En votant cette décision, combattue par quelques membres comme trop radicale, la commission me paraît avoir fait une œuvre sage, éminemment philanthropique, témoignant de sa vive sollicitude pour la santé des citoyens qui habitent les maisons de Paris et de ceux qui les construisent, les embellissent ou les réparent (1).

En effet, si depuis longtemps on a constaté un certain nombre d'accidents graves d'intoxication, sur des individus vivant dans des pièces peintes au blanc de plomb, on ne compte plus les milliers d'empoisonnements observés sur les ouvriers chargés d'appliquer la céruse, de poncer ou de gratter les murs qu'elle recouvre, de flamber les boiseries qui en sont enduites, etc.

Proscrire la céruse de la maison, demander son remplacement par le blanc de zinc, c'est donc améliorer l'hygiène de l'habitation et diminuer le nombre des invalides du travail.

Ce double but ne doit jamais être perdu de vue par un corps constitué dont la mission légale est de cons-

(1) Voyez Finance, *La présence du plomb dans la peinture*, rapport présenté à la Commission des logements insalubres, dans la séance du 27 avril 1891 (*Ann. d'hygiène*, 1891, 3e série, tome XXVI, p. 175).

tater les causes d'insalubrité et d'indiquer les moyens de les faire cesser (1).

1. Ceci était écrit lorsque M. Armand Gautier, membre du conseil d'hygiène publique et de salubrité du département de la Seine, a publié un rapport sur l'intoxication saturnine à Paris (*Annales d'hygiène*, 1890), dans lequel je [illegible] tableau suivant :

Nombre de saturnins (malades ou morts) en un an à Paris.

PÉRIODE	MALADES EN UN AN	MORTS EN UN AN
1876-1880.	552	5
1881-1883.	421	166
1884-1886.	239	9
1887-1889.	248	16

LES COSMÉTIQUES

« Pour guarir des lentilles, verrures et porions, les faust toucher à la robe d'un cocu ou d'un mouton. »

NOEL DU FAIL, *Propos rustiques.*

L'an passé, au temps des cerises, j'écrivis une lettre sur les parfumeurs, qui me valut un bon point de maître Francisque Sarcey. La voici, en guise de synthèse du chapitre des cosmétiques.

Madame,

Vous m'avez fait l'honneur de me demander mon avis sur une préparation coûteuse à nom ronflant, destinée à entretenir votre beauté et dont l'origine — exotique, d'après le prospectus — vous paraît douteuse. Votre confiance me touche profondément, car elle témoigne de votre constant désir de plaire, c'est-à-dire de rester toujours femme, mais elle m'impose une franchise pénible, à propos de laquelle l'homme vous prie d'agréer les plus humbles excuses du médecin.

Madame,

L'épiderme de vos joues n'a plus la fraîcheur qu'il possédait à vingt ans ; vous avouez quelques rides légères... et vous lisez les annonces des marchands de cosmétiques ! Les affirmations audacieuses d'un débitant de beauté éternelle, à vingt francs le flacon, vous ayant émue, vous avez risqué votre louis.

Dans le produit régénérateur que vous avez reçu, vous croyez reconnaître un végétal vulgaire et vous me demandez ce que je pense de l'industriel, affublé du titre de docteur, qui vous a vendu des feuilles de noyer, ramassées à Clamart ou à Joinville-le-Pont, étiquetées « plantes de beauté, récoltées sur un mont de la Mecque. »

A vous parler franc, Madame, je ne devrais pas compatir à vos inquiétudes et vous déclarer tout simplement qu'elles ne sont point de mon ressort. En effet, il y a une cinquantaine d'années, un médecin journaliste qui fut un maître en l'art de bien dire — et de bien faire — Max Simon, écrivit un livre remarquable sur les devoirs du praticien envers ses clients. Dans cet ouvrage, baptisé du nom nouveau de *Déontologie* et devenu le code de la dignité professionnelle, l'auteur formula les règles à suivre par l'homme de l'art en toutes circonstances, et parmi les préceptes qu'il édicta, je n'ai pas oublié celui-ci :

« Le médecin ne s'abaissera jamais jusqu'à conseiller aux femmes ces soins minutieux, ces préparations plus ou moins ingénieuses qui, sous le nom pompeux d'*eau d'Hébé*, de *lait virginal*, de *philocome*, d'*eau de fraises*, de *pleurs de vigne*, de *fard rouge* ou *blanc*, etc., ont pour but d'assurer les triomphes de la coquetterie en dissimulant les ravages du temps. »

Max Simon (1) était un législateur idéal, mais farouche. Son continuateur Dechambre, moins Draconien, n'a pas interdit aux médecins de parler des cosmétiques. Quelques confrères, mon ami Monin est du nombre, ont profité de la permission pour faire un peu d'ordre dans le chaos, gras, poisseux, pulvérulent ou liquide, des arrangeuses et des perruquiers; d'autres ont soumis au contrôle chimique les ingrédients variés souvent malsains (2) entrant dans la composition des cosmétiques destinés à

« Réparer des ans l'irréparable outrage. »

Quant à moi, Madame, je me borne à vous dire, après Réveil (3), que le *manuel du parfumeur*, de l'encyclopédie Roret (un des plus honnêtes en son genre) contient soixante-cinq formules renfermant des substances vénéneuses à un haut degré.

S'il vous faut des détails précis sur les préparations les plus vantées pour l'entretien de la pureté du teint,

1. Max Simon, *Déontologie médicale ou des devoirs des médecins*, Paris, 1845.

2. Voy. Piesse, *Histoire des parfums et hygiène de la toilette*. Paris, 1889. — *Chimie des parfums et fabrication des savons*, Paris, 1890.

3. Réveil, *Des cosmétiques au point de vue de l'hygiène et de la police médicale* (*Ann. d'hygiène*, 2e série, tome XVIII, page 306.

voici une analyse fort propre à servir d'exemple : un flacon de *lait antéphélique*, pesant 128 grammes, contenait :

Sublimé corrosif.	1 gr. 075
Oxyde de plomb.	4 010
Eau	122 000
Camphre et acide sulfurique. . . .	traces.

Le Dr Coulier accompagne cette analyse (1) de cette réflexion éloquente :

« Réveil fait observer avec raison, je crois, que, si un pharmacien délivrait sans ordonnance une pareille drogue, il serait passible d'une amende pouvant s'élever à trois mille francs et d'un emprisonnement de deux à six mois. »

Maintenant, que vous connaissez, Madame, la valeur d'un des cosmétiques les plus célèbres, vous pouvez deviner ce que valent les autres : quand ils ne contiennent pas quelque poison minéral, ils sont composés de substances inertes, de telle façon que le meilleur ne vaut rien.

Et cependant, la liste des crèmes incomparables, des laits merveilleux et des pâtes divines s'allonge toujours. Cela prouve que la puissance de l'annonce, affirmée par Barnum, n'a pas cessé hélas ! d'agir sur la foule ignorante. Il suffit, en effet, qu'un parfumeur

1. Coulier, *Dictionnaire encyclopédique des sciences médicales*, tome XXI, 1re série, page 28.

malin déterre, dans un auteur poudreux, le nom de quelque végétal, serquis, lupin, feverolle ou myrte, jadis vanté par les commères de Constantinople, de Rome, d'Athènes ou de Carpentras, pour qu'il songe à en faire, sur une belle étiquette, la base d'une *liqueur des Sultanes*, d'un *savon des prélats*, d'une *essence des vierges* ou d'une *eau régénératrice des vieillards*.

Ces noms sont fort beaux, madame, mais un seul pourrait les remplacer tous. La *liqueur des sultanes*, le *savon des prélats*, l'*essence des vierges*, l'*eau régénératrice* et aussi le *tait mamilla*, tout cela nous l'appellerons, si vous voulez : « sèves de fumistes ! »

Ceci dit, n'oubliez pas, Madame, que juillet est le mois des confitures et que les enfants les adorent : mettez vos bassines sur le feu. Pendant que les griottes mijoteront dans leur sauce sucrée, sous votre douce sollicitude, l'écumoire en main vous penserez moins aux malheurs ne votre épiderme facial.

Excusez je vous prie, Madame, cette ordonnance de saison. Malgré sa sévérité elle est plus anodine que celle de mon illustre prédécesseur Tronchin. A une marquise désœuvrée, qui gaspillait sa vie dans l'inaction et qui se préoccupait un peu trop d'un point noir sur le nez, le grand praticien fit cette prescription :

« Frottez votre appartement ou jouez au bilboquet. »

TACHES DE ROUSSEUR, ÉPHÉLIDES, ETC.

« La médecine est demeurée longtemps l'humble servante de l'empirisme. Et ne l'est-elle pas toujours un peu? »

E. Brissaud, *Histoire des expressions populaires*.

Ce chapitre est consacré aux imperfections physiques qui font le désespoir des jolies femmes... et la fortune des parfumeurs malins : taches de rousseur, éphélides, masque de grossesse, chloasma et hâle.

Ces affections nuisent à la beauté, c'est évident. Constituent-elles des maladies véritables justifiant l'intervention médicale? Huit fois sur dix, au moins, on peut répondre non, et c'est pour cette raison que les livres de médecine, écrits pour les savants de profession, ne font que mentionner ces bobos, ou même n'en disent absolument rien. Ce laconisme ou ce silence, permis aux ouvrages de science pure, ne serait pas de mise dans une œuvre de vulgarisation familière ayant pour mission de combattre les erreurs médicales et de condamner les pratiques contraires aux règles de l'hygiène.

Pendant que les mille et une trompettes de l'industrialisme crient *urbi et orbi* : « Prenez ma pâte, ma poudre, mon lait, ma lotion, mon fluide, mon élixir, mon duvet, ma crème! » il est bon que la froide raison se fasse entendre et qu'elle dise à la coquetterie : « Méfiez-vous; souvent le remède est pire que le mal. »

∴

Taches de rousseur. — Les taches de rousseur, appelées aussi *piques*, *lentigo*, etc., sont de petites taches d'un jaune fauve, ne dépassant jamais la largeur d'une lentille et souvent plus petites, visibles sur la face, le cou, le devant de la poitrine, les mains et les avant-bras. On les rencontre particulièrement chez les personnes blondes et lymphatiques. Quiconque a la peau blanche et très fine y est exposé; les hommes n'en sont pas exempts.

Dans quelques cas, les taches de rousseur se montrent au moment de la naissance; d'autres fois, elles se développent vers l'âge de dix ans, ou un peu plus tard; jamais elles ne causent la moindre démangeaison; jamais elles n'influent sur le tempérament, malgré que le fantastique Melampe ait dit que, placées sur le ventre, elles sont l'indice d'un appétit formidable.

Généralement, les taches de rousseur sont persistantes; mais il arrive qu'elles s'éteignent pendant l'hiver, pour reparaître au printemps ou en été.

Il est rare que les personnes atteintes de taches de rousseur ne les gardent pas toute leur vie. Cependant on a pu constater leur disparition spontanée, à la suite d'un changement de climat. Plusieurs dames originaires des pays chauds ont été débarrassées de leur lentigo en allant se fixer dans un pays froid.

En écartant ce mode de traitement, qui est peu commode et qui n'est pas à la portée de tout le monde, on est obligé de déclarer qu'il n'y a rien à faire contre les taches de rousseur, à moins de changer de peau. Tous les remèdes proposés jusqu'à ce jour sont complètement inertes (pâte de concombre, farine de lupin, lait virginal, etc.), ou bien, s'ils agissent (teinture d'iode, acide phénique concentré), c'est en désorganisant l'épiderme. Le vieil Ambroise Paré l'avoue naïvement dans ses recettes : « Pour faire disparaître les lentilles, dit-il, touchez-les avec de l'eau-forte. »

Voulez-vous remplacer l'eau-forte (acide nitrique) par un onguent ? En voici la formule prise textuellement dans les œuvres du grand chirurgien : « Faites tremper plusieurs œufs en fort vinaigre, jusqu'à ce qu'ils soient mols, incorporez avec farine et en frottez les lentilles tant que la peau s'enlève. »

Acide nitrique dans un cas, acide acétique dans l'autre, c'est toujours un caustique qui vient faire peau neuve, comme le ferait une brûlure par l'eau bouillante ou l'application d'un vésicatoire.

Choisissez la sauce, Mesdames, le poisson vous est connu.

∴

Ephélides. — Les éphélides, que l'on appelait autrefois *taches hépatiques*, à cause d'une prétendue corrélation liant l'existence de ces macules à celle d'une maladie du foie, sont des marques irrégulières, d'un jaune safrané, plus étendues que les taches de rousseur, causant une démangeaison légère et produisant parfois une exfoliation avec chute de petites écailles épidermiques, minces comme des pédicules de son.

Les éphélides siègent à la face, à la partie antérieure du cou et de la poitrine, sur les seins, et même à la partie interne des membres inférieurs. La démangeaison qu'elles causent s'augmente pendant le travail de la digestion et après une émotion vive, de quelque nature qu'elle soit ; elle est favorisée par un régime excitant et par la vie au grand air, surtout au soleil. Les individus blonds sont particulièrement atteints d'éphélides ; les femmes y sont plus sujettes que les hommes.

De nombreux médicaments ont été proposés pour faire disparaître les éphélides. Avant de les énumérer, je crois utile de reproduire un passage significatif de Valleix (1) qui s'exprime ainsi :

« Le traitement des éphélides, qui consiste en « lotions astringentes, liniments détersifs, applica- « tions résolutives, est inutile sinon nuisible. Il faut « se borner à donner à l'intérieur l'eau sulfureuse « d'Enghien ou de Cauterets ; deux ou trois fois par « semaine un bain sulfureux, parfois un laxatif léger. »

Quand les éphélides sont curables, le traitement indiqué par Valleix en triomphe. Toutes les autres méthodes sont inefficaces ou dangereuses. Pour ma part, je n'ai obtenu aucun résultat, avec les topiques inoffensifs à l'oxyde de zinc, au chlorate d'ammonium, au kaolin, etc., et je n'ai jamais condamné personne à l'usage des compositions vénéneuses et corrosives dont le *lait antéphélique* est le type le plus réussi.

1. Valleix, *Guide du médecin praticien*, 5e édit. Paris, 1866.

∴

Masque de grossesse. — Le masque de grossesse est une variété d'éphélides visibles sur le visage des femmes enceintes. Ces taches n'existent pas chez toutes les mères; elles disparaissent souvent après l'accouchement; parfois elles se continuent indéfiniment ou réapparaissent sans que la femme ait de nouveau conçu.

Le professeur Hardy, de l'hôpital Saint-Louis (1), a signalé comme un moyen à mettre en usage contre le masque persistant, la solution suivante, employée deux fois par jour :

Sublimé corrosif	0 gr.	50
Sulfate de zinc.	2	» »
Acétate de plomb	2	» »
Alcool	1	» »
Eau	125	» »

Je ne conseille l'usage de ce topique à personne, parce qu'il contient, quoiqu'à une dose beaucoup plus faible, du bichlorure de mercure, comme le trop célèbre lait antéphélique.

Je n'aime pas davantage la pommade de Besnier, faite de vaseline et d'onguent mercuriel, ni celle du Unna, qui lui ressemble.

Je serais plutôt partisan de cette formule de Neumann :

Acide chrysophanique	1 gr.
Cold-cream	40

1. Hardy. *Traité des maladies de la peau*. Paris, 1887.

On fait une onction douce sur la peau, préalablement nettoyée à l'eau de savon, et l'on applique, par dessus, un linge fin, destiné à empêcher la pommade de couler. Il ne faut faire que trois ou quatre onctions, à deux jours d'intervalle, en évitant les paupières, et savoir que le médicament produit ces effets : la peau devient rouge, puis noire, enfin elle se desquame et la tache disparaît.

Si j'entre dans ces détails, c'est pour bien indiquer que cette pommade ne doit pas être employée sans l'ordonnance du médecin.

∴

Chloasma aménorrhéique. — De ce que les femmes enceintes ont souvent le masque, il ne faudrait pas conclure que toutes les femmes ayant le masque sont enceintes ; l'existence des taches constituant le chloasma commande cette réserve prudente. Ces taches, naissant et disparaissant sans démangeaison ni desquamation sensible de l'épiderme, correspondent à des troubles de la fonction périodique féminine ; elles sont le plus souvent, un symptôme de l'anémie ; aussi disparaissent-elles à la suite d'un traitement tonique (fer, quinquina, affusions froides), qui rétablit la régularité de l'excrétion mensuelle.

Le chloasma aménorrhéique augmente par la chaleur, l'exercice, l'usage du vin, du café et des liqueurs Son aspect a été peint de main de maître par le docteur Franck : « La couleur des taches, dit-il, tantôt comparable au jaune pâle des feuilles mortes, est quelquefois aussi prononcée que celui de la rhubarbe et du soufre ; chez les femmes brunes, leur teinte est toujours plus foncée. Les dimensions de ces taches sont très variables ; les unes ont plusieurs pouces de diamètre, les autres, à peine quelques lignes. D'abord isolée, assez irrégulièrement arrondies, elles se multiplient s'élargissent ou se réunissent en groupes. Alors elles forment de larges plaques, occupant quelquefois des surfaces si étendues, qu'au premier coup d'œil, les parties saines de la peau pourraient sembler le siège d'une coloration morbide. »

Ephélides ignéales. — On donne ce nom a des taches, analogues aux taches de rousseur, qui se développent sur les jambes des femmes faisant usage des chaufferettes à la braise. Elles s'accompagnent de démangeaison et de desquamation de l'épiderme. Elles disparaissent spontanément, à moins que les personnes qui en ont été atteintes persistent à se servir de l'antique appareil de chauffage interdit à tout le monde. Dans ce cas, les macules du *gueux*, devenues violacées, constituent une marque indélébile, dont l'examen n'est pas à dédaigner par les praticiens s'occupant des questions de médecine légale.

Ephélides solaires. — Ce que le feu produit sur les jambes, le soleil — dont le nom grec *Elios* a servi à créer le mot *Ephélide* — le produit sur le visage. D'après l'étymologie, le nom d'éphélides ne conviendrait réellement qu'aux taches causées par l'action des rayons solaires sur le tégument : cependant, ce sont celles qu'on appelle le moins souvent ainsi : le nom de *hâle* leur est appliqué dans la plupart des cas.

Il suffit d'avoir vu un zouave ou un chasseur d'Afrique pour connaître les larges plaques d'un brun foncé couvrant tout le visage, plus accentuées sur les pommettes, constituant les éphélides solaires.

Toutes les personnes qui vivent au soleil y sont exposées ; toutes les personnes qui en sont atteintes peuvent s'en guérir, rien qu'en vivant à l'ombre.

Les lotions d'eau fraîche et de lait d'amandes douces hâtent un peu la disparition du hâle ; mais, en somme, tout leur traitement peut se résumer ainsi : changer de climat, ne plus s'exposer aux rayons du soleil. Si vous êtes atteints d'éphélides solaires ou de hâle, mesdames ; quand on vous offrira, pour vous en débarrasser, quelque pommade balsamique souveraine ou quelque eau distillée infaillible, répondez simplement ceci : « J'aime mieux une ombrelle. »

⁂

Encore un mot et j'en ai fini avec les petites maladies diminuant les charmes du visage féminin : aucune de ces affections n'est grave par elle-même, toutes peuvent le devenir par l'usage des cosmétiques destinés à les combattre.

Dans un travail officiel, couronné par l'Académie de médecine, M. Ch. Girard (1) a fait voir à quels dangers on s'expose quand on met sa confiance dans les produits vendus ou annoncés comme de précieux auxiliaires de la beauté : sur trente-et-un échantillons analysés au Laboratoire municipal, vingt-quatre contenaient des produits toxiques!

Concluez avec moi, Mesdames, que la crainte des drogues du parfumeur est le commencement de la sagesse du cabinet de toilette.

1. Girard, *Documents sur les travaux du laboratoire.*

LES BOUCLES D'OREILLES

« Le croirait-on ? Il y avait à Rome une profession consistant à soigner les lobes d'oreilles déchirés par les pendants. On voit qu'en fait de sottise, aucune époque humaine n'a rien à envier à l'autre. »

GABRIEL PRÉVOST, *Le nu, le vêtement, la parure.*

« Les petites oreilles ne sont pas belles dans tous les pays ; chez les Chinois on les aime grandes, longues et très pendantes. Ce peuple les perce et y suspend des matières fort pesantes. C'est également par ce moyen que les habitants de Laos en agrandissent tellement l'ouverture que l'on peut y passer le poing ; les Omagnas y placent un bouquet de fleurs... »

Ce qui précède, mesdames, est extrait d'un livre sur la mode, publié en 1846 par le Dr Goullin. Si vous voulez en rire vous en avez le droit, à condition que vous ne ferez plus porter des pendants à vos filles. Il vous sera permis de vous moquer des oreilles trouées des Omagnas et de celles des Botocudos (1), lorsque nous ne verrons plus percer les oreilles des jeunes Françaises.

Nos aïeules disaient autrefois que les bijoux appelés « ronds, pendeloques, boucles, dormeuses, etc., préservaient des maux d'yeux, et elles s'empressaient d'en orner le pavillon acoustique de leurs enfants, pour leur conserver la vue. La vérité est que, loin de préserver du moindre accident, les pendants en provoquent plus d'un. Ils coupent souvent les oreilles, les font saigner fréquemment, les ulcèrent parfois, les allongent toujours.

On a cru éviter ces inconvénients, en remplaçant le pendant antique par la fine boucle moderne perfectionnée; on n'a fait que leur en substituer d'autres. Composée d'une tige terminée en dehors par un brillant quelconque, et en dedans par un pas de vis qui reçoit une petite virole plate, le nouveau bijou serre le lobule entre ses deux parties : il ne coupe plus l'o-

1. Les Botocudos du Brésil, en s'introduisant dans les lèvres des rondelles de bois, et, au centre de l'Afrique, les femmes des Bertas, des Bongos, des Nuers, des Mittus, des Manganjas, etc., en s'introduisant également dans les lèvres des brins d'herbe, des coins en fer et en bois, des chevilles de bois, etc., et en s'aiguisant les dents incisives de manière à les rendre pointues, se donnent un aspect repoussant. La vieille femme manganja porte, encastré dans sa lèvre supérieure, un énorme anneau qui, par son poids, barre continuellement la bouche et découvre des dents pointues semblables à celles des bêtes féroces. Voyez Verneau, *les Races humaines*. Paris, 1891 (Collection Brehm, *Merveilles de la Nature*).

reille, il l'écrase. Le docteur de Saint-Germain a communiqué à la Société médicale de Paris un fait de sa pratique, dans lequel le moderne bouton à vis avait produit des désordres tels que le bistouri dut être employé pour les combattre. M. Lucas-Championnière a publié plusieurs observations du même genre, prises dans son service de l'hôpital Tenon.

On ne se fait plus percer les oreilles dans la famille de ces malades. Que mes lectrices fassent de même. Filles, femmes et mères d'hommes libres, qu'elles épargnent à leurs bébés une mutilation inutile, qui n'ajoute absolument rien à leur charme, et que les Romains infligeaient aux peuples vaincus, comme une marque d'esclavage, ainsi qu'en témoigne cette repartie : un jour que Cicéron plaidait, un certain Octavius, qui avait été esclave en Afrique, s'avisa de dire qu'il n'entendait point l'orateur. Tu as pourtant l'oreille percée deux fois, lui dit l'auteur des *Catilinaires*.

En parcourant les riches galeries où sont rassemblés les tableaux de nos plus grands peintres et les marbres immortels que nous ont livrés les divins ciseaux grecs, nous cherchons en vain, dit le docteur G. Pini, les figures poétiques et les Vénus voluptueuses ornées de pendants aux oreilles. Donc, pas plus au point de vue de l'esthétique qu'au point de vue de l'hygiène, nous ne devons sacrifier à la mode des bijoux auriculaires, malgré leur origine antique (1).

1. « Junon suspend à ses oreilles, percées avec adresse, des boucles à trois pendants, d'un travail achevé, qui dardent un vif éclat. » Homère, *Iliade*.

Cependant, pour être impartial, je dois reconnaître que les pendants ont, une fois, rempli un office médical, si la *Gazette de Baltimore* dit vrai. En 1882 ce journal raconta l'histoire suivante: Une jeune dame de Baltimore, quelques jours après s'être fait vacciner, emprunta pour une soirée les boucles d'oreilles d'une de ses amies. Le lendemain ces ornements furent rendus à la propriétaire, qui les remit à ses oreilles avec un résultat qu'elle était loin de prévoir. En effet, le surlendemain, elle eut les oreilles endolories et son médecin y constata la présence de l'éruption jennérienne. Un peu de virus de l'emprunteuse s'était attaché aux bijoux et l'inoculation s'était produite. Voilà sans doute, dit la *Gazette de Baltimore*, le premier cas de vaccination par les oreilles. Comme il est peu pratique, je crois pouvoir dire que ce cas surprenant restera unique en son genre. Je l'ai cité pourtant, parce que je le crois capable de faire songer à des accidents locaux d'un autre genre, dont le docteur Constantin Paul a entretenu ses collègues de la Société médicale des hôpitaux, au mois de janvier 1881.

Voici, en abrégé, la communication de M. Constantin Paul: J'ai été frappé de ce fait que ce léger traumatisme, le percement des oreilles, pouvait donner lieu à des phénomènes ultérieurs inhérents à la constitution de l'enfant ou de l'adulte auquel on pratiquait cette petite opération. L'un des premiers faits de ce genre que j'ai observés se rapporte à une jeune femme de ma famille, belle personne, et ayant présenté jusque-là toutes les apparences de la santé la plus satisfaisante, chez laquelle le percement des oreilles, que j'avais fait avec toutes les précautions désirables, détermina ultérieurement l'apparition d'un eczéma constitutionnel. En effet, depuis, cette femme fut prise, chaque année, d'un eczéma herpétique, dont le point de départ avait été manifestement la petite plaie faite au lobule de l'oreille. Frappé de ce phénomène, je fis des recherches et trouvai que seul Triquet disait quelques mots sur ce sujet (1). A partir du moment où mon attention fut sérieusement appelée sur ces faits, j'examinai, au bureau des nourrices, puis plus tard dans les services que j'eus à diriger, les oreilles d'un grand nombre d'individus, et fréquemment je constatai que, chez les scrofuleux, le percement des oreilles donnait lieu à l'apparition de petits lupus au niveau du lobule.

Voici ce qui se passe habituellement :

Lorsqu'on perce les oreilles à une scrofuleuse dans l'enfance, il se fait un peu de suppuration au bord inférieur, tandis que le bord supérieur de l'orifice se cicatrise régulièrement ; il se produit ainsi une section qui ne s'arrête que quand le lobule est coupé en entier et que le pendant tombe. Plus cette légère suppuration laisse de traces, plus la femme désire les cacher par des boucles, et elle se fait alors percer de nouveau les oreilles ; c'est ainsi qu'on rencontre des femmes chez lesquelles on constate plusieurs sections successives. J'en ai compté jusqu'à huit sur la même personne.

Mon excellent confrère de la *Presse scientifique*, le Dr Nicolas, qui a voulu lui aussi protester contre l'usage des anneaux dans l'oreille, aussi absurde que celui des anneaux dans le nez, a rappelé l'histoire d'une

1. Triquet. *Maladies d'oreilles*.

jeune personne très élégante dont un brillant vissé à l'oreille s'était perdu au milieu des tissus du lobule et n'avait pu en être extrait qu'à l'aide d'une incision au bistouri. Une inflammation s'était déclarée autour des boutons d'oreilles ; les tissus s'étaient gonflés et le brillant d'un côté, l'écrou de l'autre, avaient disparu depuis quatre ou cinq jours ; il fallut près de trois semaines pour obtenir la guérison.

Il y a deux ans, le *Wiener médizinische Presse* fit connaître un fait bien plus grave que tous ceux qu'avaient pu constater le Dr Constantin Paul et le Dr Nicolas. L'observation, signée du nom recommandable du professeur Unna de Vienne, a trait à une jeune fille de quatorze ans, d'une famille parfaitement saine, ayant porté les boucles d'oreille d'une amie récemment morte de tuberculose pulmonaire. Peu de temps après s'être parée des bijoux de la défunte, l'héritière devint malade à son tour. Sur les deux lobules de l'oreille apparurent des ulcérations à bords décollés : les ganglions du cou s'engorgèrent ; une toux caractéristique s'établit avec expectoration contenant des bacilles tuberculeux ; la présence des mêmes bacilles fut constatée dans les granulations des ulcérations auriculaires.

La tuberculose évoluait avec une marche rapide.

∴

Ce réquisitoire technique contre les boucles d'oreilles est bien long.

En voulez-vous un plus court, moins ennuyeux et aussi concluant ? Le voici :

On conduit Mlle Lili chez un joaillier, pour lui faire percer les oreilles. La fillette ne se rend pas aux beaux raisonnements de sa maman et pleure à fendre l'âme. A bout d'arguments, sa mère lui dit :

— C'est le bon Dieu qui le veut ainsi.

— Non, répond l'enfant, si Dieu Bon avait voulu qu'on mît des boucles d'oreilles il aurait fait les trous lui-même.

CHIROMANCIE ET PHRÉNOLOGIE

> « L'esprit de l'homme a toujours eu un tel amour du merveilleux que les croyances les plus bizarres ne doivent étonner personne. »
>
> Dr SERVIER, article *Cruentation*.

Depuis que Desbarolles est mort on dit que la chiromancie est morte avec lui ; je trouve au contraire que la science, l'art, ou le métier, dont il fut la personnification a la vie trop dure. A chaque coin de rue et à la quatrième page de chaque journal, on voit le nom de quelque savant ou artiste, mâle ou femelle, qui fait métier de lire dans la main.

J'ai eu la curiosité de rechercher comment se recrute la clientèle de ces devins, en notre fin de siècle incrédule ; j'ai été stupéfié en apprenant que toutes les classes de la société fournissent leur contingent. J'en gémis profondément, mais cela me donne le droit d'exprimer mon sentiment sur la chiromancie.

A mon humble avis, Desbarolles fut le complice naïf et convaincu d'un procédé ingénieux, inventé par des farceurs pour mystifier des imbéciles. En effet, c'est exploiter la bêtise humaine que de venir dire à une créature naïve : « Montre-moi ta main, je te dirai, à l'inspection de ses lignes, si tu vivras longtemps, si tu auras beaucoup d'enfants, si tu mourras dans ton lit ou si tu trouveras le trépas dans quelque évènement tragique. » Ligne de cœur, ligne de tête, ligne de vie, ces trois bases de la chiromancie (visibles sur la paume de la main et formant à peu près la lettre M) ne signifient absolument rien. Leur développement excessif ou insuffisant n'a jamais servi à deviner les vices ou les vertus que chez les gens avouant ces vertus, ou ces vices, par leurs questions ou leur attitude.

Que Desbarolles, faisant de la chiromancie, fût un rêveur de bonne foi, je veux bien l'admettre. A ses prédécesseurs, mademoiselle Lenormand comprise, et à ses successeurs, je donne le nom qu'ils méritent, ce sont des charlatans.

Divination par l'inspection des mains (chiromancie), des membranes (amniomancie), des os (astragalomancie), du ventre (gastromancie), du foie (hépatoscopie), du visage (métoposcopie), des muscles (myomancie), de l'épaule (omoplatoscopie), ou du nombril (omphalomancie), tout cela se vaut (1). Tous ces procédés, plus ou moins mystérieux, manquent absolument de fondements rationnels. Pour le dire en termes crus, ce sont purement et simplement des attrape-nigauds.

∴

De ce que je considère la chiromancie comme une imposture indigne des gens sérieux, il ne faudrait pas

1. Voy. Plytoff, *Les Sciences Occultes*, Paris, 1890, *et La Magie*, Paris, 1891.

conclure que je nie les enseignements pouvant résulter de l'examen de la main.

Autant je suis incrédule, quand on veut tirer l'horoscope d'un individu, en mesurant les dépressions et les éminences de ses lignes palmaires et en faisant intervenir Vénus, Saturne, Jupiter ou Mercure, autant j'ajoute foi aux indices que peut fournir à la médecine légale l'aspect de la main, étudiée par un homme de science sérieux.

Un criminel, qui a intérêt à cacher son identité, est muet devant la justice ; on demande au médecin légiste d'examiner l'accusé : il est des dépositions que le médecin peut lire dans la main du sujet, sa profession par exemple. En effet, certaines habitudes de travail, l'usage de certains instruments, le contact journalier de certaines substances donnent à la main une physionomie spéciale, qui caractérise divers métiers manuels. Des durillons, des calosités, des épaississements de la peau, des amincissements de l'épiderme, des gerçures, des excoriations, des contractions des muscles, des flexions exagérées des tendons, des déformations articulaires, des colorations spéciales forment une longue liste de stigmates, permettant de reconnaître les tanneurs, les boulangers, les boyaudiers, les brunisseuses, les coiffeurs, les teinturiers, les brodeuses, les cordonniers, les tailleurs, les balayeurs, les horlogers, les menuisiers, les maçons, etc. (1).

1. Voy. Vernois, *la Main des Ouvriers et des artisans, au point de vue de l'hygiène et de la médecine légale* (*Ann. d'hygiène*, 2e série, tome XVII, p. 104).

Voilà la chiromancie véritable, celle du docteur Bertillon, que les prévenus redoutent comme la peste.

Quant à l'autre, elle n'est sérieuse que lorsqu'elle trouve des défenseurs semblables à Villemot, dont *le Charivari* expose ainsi la théorie :

« En 1869, Desbarolles était à Bade, et Auguste Villmot y était aussi.

« On vint à parler chiromancie.

« Un des assistants blaguait.

« — Comment ! fit Villemot avec une apparente indignation. Mais c'est la plus incontestable des sciences !

« Desbarolles jubilait.

« — Et j'ajouterai, continua Villemot, la plus infaillible.

« Desbarolles jubilait de plus en plus.

« — Ainsi, poursuivit Villemot, je vois la main d'un monsieur sur la joue d'un autre ; tout de suite je suis sûr que ce monsieur est un homme emporté ! Je vois en omnibus la main d'un voyageur dans la poche de son voisin ; tout de suite je suis sûr que le voyageur n'est pas un homme délicat.

« Desbarolles ne jubilait plus. »

* * *

Que la chiromancie soit une fadaise, cela est, je crois, suffisamment démontré, mais il sera plus difficile de prouver que la phrénologie est, elle aussi, une chose inutile et frivole, à cause du grand nom du savant qui la créa et de la grande valeur de quelques savants qui s'en firent les propagateurs.

C'est Albert le Grand, il ne faut pas l'oublier, qui pensa le premier, en plein moyen-âge, à déterminer les facultés de l'âme d'après les saillies extérieures du crâne.

Lorsque Gall émit, en 1808, la prétention de juger des penchants et des affections par l'inspection de la tête, il y avait plusieurs siècles que cette conception séduisante était dans l'air des écoles, aussi lui fit-on assez rapidement un accueil empressé. La foule, toujours amoureuse du merveilleux, courut acheter des plâtres cranioscopiques ; les médecins, méfiants par tempérament, promirent d'étudier expérimentalement la doctrine nouvelle, résumée en ces cinq articles :

1° Les qualités morales et les facultés intellectuelles sont innées ;

2° L'exercice ou la manifestation des facultés morales dépend de l'organisation ;

3° Le cerveau est l'organe de tous les penchants, de tous les sentiments et de toutes les facultés ;

4° Le cerveau est composé d'autant d'organes particuliers, qu'il y a de penchants, de sentiments, de facultés qui diffèrent essentiellement entre eux ;

5° La forme de la tête et du crâne, qui répètent dans la plupart des cas la forme du cerveau, suggère des moyens pour découvrir les qualités et les facultés fondamentales.

En faveur des quatre premières propositions, considérées à peu près comme des vérités physiologiques, les médecins firent crédit à Gall pour la cinquième, et l'on put voir des savants, tels que Broussais, Leroy, Félix Voisin, Adelon et Bouillaud s'enrôler de bonne foi dans le bataillon des phrénologistes. Mais, hélas !

les défections ne tardèrent pas à se produire lorsqu'on vit clair dans les prétentions du maître Allemand et de son élève Spurzheim. Quelques années suffirent pour faire écrouler l'édifice mal assis de Gall, et lorsqu'il mourut à Montrouge, en 1828, la phrénologie mourut avec lui, pour les véritables savants, qui tous s'accordèrent à dire :

Il n'est pas vrai que le crâne se moule exactement sur la masse cérébrale; il n'est pas vrai que les saillies du contenant reproduisent exactement la forme du contenu; l'étude des bosses est un exercice purement fantaisiste; les cartes crâniennes dressées par Gall et Spurzheim sont des amusettes.

Pour l'édification du public, les médecins légistes ne laissèrent échapper aucune occasion de montrer l'inanité des théories phrénologiques. C'est ainsi que Lelut, médecin de Bicêtre, publia, dans la *Gazette des Tribunaux*, les détails suivants sur la conformation de la tête de Fieschi :

« La circonférence de son crâne a, disait le journal, vingt pouces, dix lignes ; c'est une bonne grandeur, mais ordinaire. Le développement frontal n'a non plus rien de saillant ; la forme du crâne est celle des plus honnêtes gens, allongée, aplatie sur les tempes. Le diamètre antéro-postérieur a sept pouces trois lignes, le transversal ou temporal a cinq pouces six lignes. Fieschi, qui avait tué à la guerre toute sa vie, qui ne se séparait jamais de son poignard, qui a fini par tuer ou blesser d'un seul coup trente ou quarante personnes, n'avait en aucune façon l'organe de la destruction. Il n'avait point non plus ceux de la ruse et de la prudence, lui qui avait prémédité pendant plusieurs mois l'assasssinat qui l'a conduit à l'échafaud. Il avait ceux de la bonté, de la théosophie. »

Pour le vulgaire, la mort de Gall n'avait pas été la fin de sa doctrine. Du domaine de la physiologie elle passa dans celui de la divination et cela explique la sévérité des jugements portés sur une théorie dont le point de départ avait été sérieux.

Dans le *Dictionnaire de Dechambre*, Rist écrit :

« On trouve dans les œuvres de Gall des affirmations qui rappellent les traités actuels d'homœopathie. Chose singulière, après avoir indiqué sur la surface du crâne le siège des différentes facultés qu'il admet ou, pour mieux dire, invente, il ne donne aucun moyen de vérification. Les saillies ou dépressions sont à peine mentionnées. Les cases des différentes facultés empiètent les unes sur les autres. On ne trouve pas une seule observation digne d'être rapportée. »

Avant Rist, Laënnec avait dit :

« L'art de la craniomancie est dépourvu de toute base scientifique. »

Magendie avait exprimé une opinion analogue. « La phrénologie, disait-il, est une pseudo-science de nos jours, comme étaient naguère l'astrologie, la nécromancie, l'alchimie..., ses efforts se réduisent à des assertions qui ne soutiennent pas un instant l'examen..., les cranologues qui n'aspirent à rien moins qu'à déterminer les capacités intellectuelles par la conformation du crâne, et surtout par les saillies locales qui s'y remarquent, ils s'amusent ! »

Rochoux a appelé la phrénologie « une des trois grandes mystifications du XIXe siècle, les deux autres étant le magnétisme animal et l'homœopathie. »

J. Muller (1) a dit de la théorie de Gall « c'est un tissu d'assertions arbitraires, qui ne reposent sur aucun fondement réel et qu'il faut repousser du sanctuaire de la science. »

Enfin, Louis Peisse — qui fut le dernier académicien libre, entré librement à l'Académie de médecine par la porte des journalistes — a conclu : « le jugement de l'illustre physiologiste allemand Muller, résume l'opinion unanime de tout ce qu'il y a aujourd'hui de physiologistes, d'anatomistes, de philosophes de quelque autorité en Europe » (2).

* * *

Malgré tout, il y a une phrénologie scientifique sérieuse ; c'est celle de l'école d'anthropologie moderne, symbolisée dans la statue de Broca : elle rend de grands services en médecine légale : on l'appelle *craniologie*.

L'autre, celle des Gall de la foire, est la sœur du grand jeu par les cartes ou le marc de café ; elle ne mérite que le nom de *craniomancie* et l'application des articles 479, 480 et 481 du Code pénal, qui daignent protéger la clientèle naïve des devins, interprètes de songes et autres pronostiqueurs.

1. Muller, *Manuel de physiologie*, traduit de l'allemand par A.-J.-L. Jourdan et E. Littré, 2e édition 1851, tome I, p. 780.
2. Peisse, *la Médecine et les médecins*. Paris, 1857, tome II, page 28.

LES ONGLES

« Les ongles pouvaient être considérés comme les yeux de la main. »

G. PLYTOFF, *les Sciences occultes*.

Dans le chapitre de *la chiromancie*, je n'ai rien dit des ongles; cette omission volontaire va être réparée.

Les Barnums de géants, de nains, de femmes à barbe, d'hommes-chiens, d'artistes-troncs et d'autres curiosités anthropologiques, crient sans sourciller, à la foule amassée devant leur baraque : « Entrez, entrez, mesdames et messieurs vous verrez un phénomène *unique* en son genre » et ils font voir quelque pauvre créature, monstrueuse par excès ou par défaut, qui n'est qu'une anomalie de structure maintes fois observée. Quoi qu'en puisse dire le boniment de la porte, le phénomène n'est jamais unique; il suffit d'ouvrir les œuvres d'Ambroise Paré, de Buffon ou d'Isidore Geoffroy-Saint-Hilaire (1) pour en avoir la preuve.

Un Barnum réellement en possession d'un phénomène qu'on ne montre que chez lui, serait celui qui pourrait loger, sous son dôme de toile, la famille Bertrand, de Tonqueret (Eure). Cette famille, qui n'a aucun

1. Isid. Geoffroy Saint-Hilaire. *Histoire des anomalies de l'organisation ou Traité de tératologie*, Paris, 1832-36.

désir de s'exhiber dans les foires, présente ce caractère singulier que tous ses membres sont dépourvus d'ongles aux pieds et aux mains. Les journaux de médecine ont signalé cette anomalie et toute la presse scientifique déclare qu'il n'en a existé qu'un seul cas, figurant au musée anatomique de Berlin.

Pour mon compte, je viens de compulser toute ma bibliothèque et, mon voyage à travers les bouquins les plus vénérables ne m'a pas fait découvrir un cas analogue à celui de la famille Bertrand. Ce résultat négatif m'étonne, je l'avoue, car j'avais lu ceci, jadis, dans les œuvres d'Hippocrate : « Lorsque les ongles manquent aux pieds et aux mains l'enfant ne doit pas être de longue vie. » Si le père de la médecine a parlé ainsi, c'est qu'il avait dû observer quelques doigts non armés de leur cuirasse cornée terminale, et je trouve étrange que le même spectacle n'ait été donné qu'une fois depuis vingt siècles (1).

Il y a là un mystère scientifique que je signale, sans avoir la prétention de l'approfondir; mais, puisque nous sommes sur le chapitre des ongles je m'y tiens, et je vais dire quelques mots de ces armatures qui recouvrent la face dorsale des dernières phalanges.

A quoi servent les ongles? Ils concourent au perfectionnement du sens du toucher, en fournissant un point d'appui à la pulpe des doigts.

Quelle est la nature anatomique des ongles ? Elle est semblable à celle des poils. Par sa partie inférieure,

1. On connaît de nombreux faits de chute spontanée des ongles dans l'ataxie, le diabète, la paralysie générale, la pellagre, l'hystérie, etc.

l'ongle est enchâssé dans une rainure dite « matrice de l'ongle » ; sa face concave adhère fortement au derme; son extrémité libre tend constamment à s'accroître. Cette croissance est très lente. D'après Beau les ongles augmentent de un millimètre par semaine aux mains et de un quart de millimètre par mois aux pieds. Au pouce, la croissance est plus lente qu'aux autres doigts.

En France, tout le monde traite ses ongles d'une façon raisonnable. Ceux qui ne se livrent à aucun travail manuel les portent un peu plus longs, les autres un peu plus courts : tous diminuent au moyen des ciseaux, le bord libre de la lame unguéale, lorsqu'il dépasse l'extrémité du doigt et qu'il devient gênant pour la préhension des petits objets, d'une pièce de monnaie placée sur un plan horizontal, par exemple.

Aux mains, la coquetterie commande de tailler les ongles en rond ; l'hygiène ne le défend pas, bien qu'on ait vu des inflammations produites par des gants trop étroits sur des doigts latéralement trop rétrécis;

Aux pieds, que la nature créa nus, et que la civilisation emprisonne dans des enveloppes trop étroites, une méthode unique s'impose : les ongles des pieds doivent être coupés carrément, si l'on veut éviter l'incommodité douloureuse appelée « ongle incarné » ou « ongle entré dans les chairs ». Cette affection est une véritable maladie chirurgicale, qui a ébréché bien des bistouris, qui a fait travailler Ambroise Paré, Lisfranc, Dupuytren, Velpeau, Gosselin, Verneuil, Péan et Labbé qui désespère nombre de jolies femmes et dont la fréquence augmente depuis qu'est revenue la mode absurde des souliers pointus.

Avec cette chaussure, tous les doigts du pied sont comprimés et le gros orteil chevauche sur son voisin. Celui-ci, placé sous le précédent, refoule les chairs en haut et prépare le bourrelet latéral dans lequel s'enfoncera l'ongle, pour produire les fongosités et les ulcérations douloureuses, qui font boiter les uns et qui rendent la marche impossible aux autres.

Il faut tenir ses ongles très proprement et les nettoyer avec beaucoup de soin à l'aide de la brosse. Cette recommandation, qui semble extraite de la civilité puérile et honnête, est en réalité un précepte médical de premier ordre.

Les progrès de la bactériologie ayant montré que la chirurgie aseptique ne peut se faire qu'avec un véritable luxe de propreté, il est du devoir absolu de toutes les personnes qui approchent d'un blessé, d'un opéré ou d'une femme en couches, de se purifier les mains à fond. Donc méfiez-vous d'un infirmier ou d'une garde qui aurait les ongles noirs. Les griffes de ces gens-là ne sont pas venimeuses, comme on le croyait jadis de tous les organes susceptibles d'égratigner, mais elles peuvent transporter des germes morbides plus terribles que des venins.

La surface exterieure des ongles est lisse, polie, brillante et rosée, avec un petit espace grisâtre près de la racine, appelé « lunule. »

Que signifie cette lunule, qui se voit sur tous les doigts ?

On n'en sait rien.

Que signifient certaines taches variables, visibles seulement sur quelques doigts, entre la lunule et le bord libre de l'ongle ?

La chiromancie prétend le savoir.

Selon que ces signes sont noirs, rouges ou blancs, ils annoncent des dangers, des injustices ou des espérances. D'autres partisans de la divination par les ongles voient dans ces signes des indices aussi surprenants sur le caractère franc ou déloyal de celui qui les porte. Toutes ces croyances absurdes, que j'aurais eu honte d'enregistrer si elles n'avaient pas été malheureusement prises au sérieux par Aristote, forment, ai-je besoin de le dire, le plus clair des revenus des sorciers modernes.

Montrer ses doigts à une somnambule, fût-elle élève de Mlle Lenormand, cela ne sert qu'à prouver la justesse de cet axiome : la main de l'imbécile graisse celle du charlatan.

Il existe pourtant une *onychomancie* sérieuse, parfois utilisée par les tribunaux. C'est la branche de la médecine légale qui, mettant à profit l'étude des altérations unguéales, produites par les professions manuelles, sert à élucider certaines questions d'identité. L'ongle brun noirâtre de l'ébéniste, l'ongle rouge du tanneur, l'ongle gras du boucher, l'ongle usé du graveur, l'ongle dur du cordonnier, l'ongle plissé du boulanger, présentent des caractères spéciaux qui peuvent fournir des renseignements précieux. Ces signes nets et précis méritent de fixer l'attention des observateurs ; les autres ne font qu'allonger le triste catalogue des superstitions anciennes et modernes.

TABLE DES MATIÈRES

Imprimerie de l'Ouest, A. NÉZAN, Mayenne.

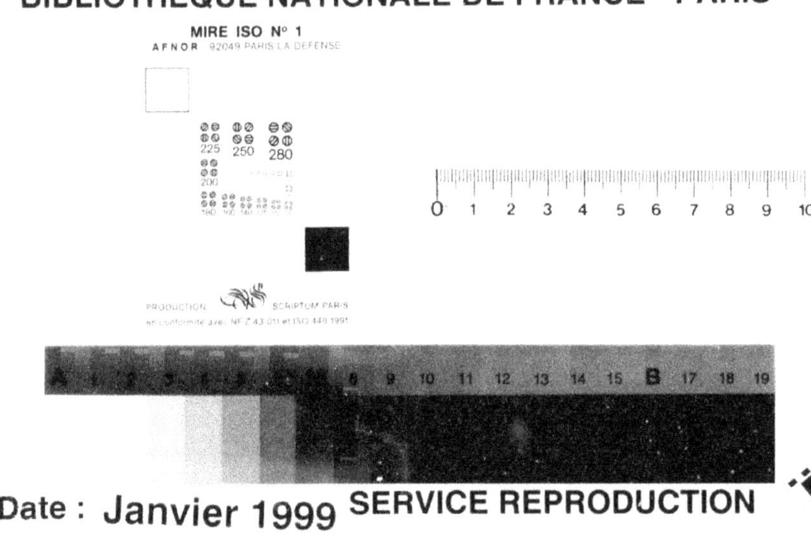
BIBLIOTHEQUE NATIONALE DE FRANCE - PARIS
MIRE ISO N° 1
AFNOR 92049 PARIS LA DEFENSE
225 250 280
200
0 1 2 3 4 5 6 7 8 9 10
PRODUCTION SCRIPTUM PARIS
A 1 2 3 4 5 6 7 8 9 10 11 12 13 14 15 B 17 18 19
Date : Janvier 1999
SERVICE REPRODUCTION

www.ingramcontent.com/pod-product-compliance
Ingram Content Group UK Ltd.
Pitfield, Milton Keynes, MK11 3LW, UK
UKHW020303180726
13839UKWH00001B/357